临床基本技能操作手册

LINCHUANG JIBEN JINENG CAOZUO SHOUCE

主编 李纪鹏 胡雪慧

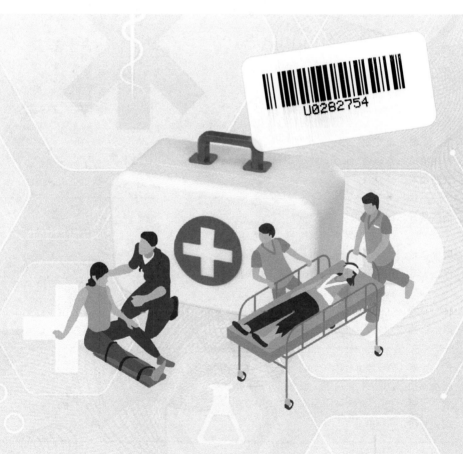

U0282754

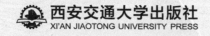

西安交通大学出版社
XI'AN JIAOTONG UNIVERSITY PRESS

图书在版编目(CIP)数据

临床基本技能操作手册 / 李纪鹏,胡雪慧主编. —西安:
西安交通大学出版社,2023.8
ISBN 978 - 7 - 5693 - 3265 - 0

Ⅰ.①临… Ⅱ.①李…②胡… Ⅲ.①临床医学—手册
Ⅳ.①R4 - 62

中国国家版本馆 CIP 数据核字(2023)第 097431 号

书　名	临床基本技能操作手册
主　编	李纪鹏　胡雪慧
责任编辑	秦金霞
责任校对	郭泉泉

出版发行	西安交通大学出版社
	(西安市兴庆南路 1 号　邮政编码 710048)
网　址	http://www.xjtupress.com
电　话	(029)82668357　82667874(市场营销中心)
	(029)82668315(总编办)
传　真	(029)82668280
印　刷	西安五星印刷有限公司

开　本	720 mm×1000 mm　　1/16　　**印张** 12　　**字数** 196 千字
版次印次	2023 年 8 月第 1 版　　2023 年 8 月第 1 次印刷
书　号	ISBN 978 - 7 - 5693 - 3265 - 0
定　价	58.00 元

如发现印装质量问题,请与本社市场营销中心联系。
订购热线:(029)82665248　(029)82667874
投稿热线:(029)82668805

编委会

主 审 尹 文 张美霞

主 编 李纪鹏 胡雪慧

副主编 肖 博 司 瑞 李俊杰

董沫含 丁晓琛

编 委(以姓氏笔画为序)

丁晓琛(空军军医大学第一附属医院实验外科)

千 磊(空军军医大学第一附属医院实验外科)

王 晖(空军军医大学第一附属医院实验外科)

王士祺(空军军医大学第一附属医院胃肠外科)

王晶晶(空军军医大学第一附属医院实验外科)

王蓓蕾(空军军医大学第一附属医院呼吸内科)

尹 文(空军军医大学第一附属医院急诊科)

司 瑞(空军军医大学第一附属医院心脏内科)

刘 毅(空军军医大学第一附属医院心脏内科)

刘云云(空军军医大学第一附属医院护理处)

刘佳琦(空军军医大学第一附属医院烧伤外科)

孙莉莉(空军军医大学第一附属医院神经内科)

李 新(空军军医大学第一附属医院麻醉科)

李方平(空军军医大学第二附属医院肾脏内科)

李纪鹏(空军军医大学第一附属医院实验外科)

李俊杰(空军军医大学第一附属医院急诊科)

杨　华(空军军医大学第一附属医院实验外科)

肖　博(空军军医大学第一附属医院整形外科)

吴东娟(空军军医大学第一附属医院泌尿外科)

张美霞(空军军医大学第一附属医院护理处)

张燕群(空军军医大学第一附属医院急诊科)

陈宇玉(空军军医大学第一附属医院骨科)

赵　鹏(空军军医大学第一附属医院急诊科)

郝　俊(空军军医大学第一附属医院实验外科)

胡雪慧(空军军医大学第一附属医院护理处)

段艳萍(空军军医大学第一附属医院实验外科)

侯　娟(空军军医大学第一附属医院呼吸内科)

姜文瑞(空军军医大学第一附属医院呼吸内科)

葛淑华(空军军医大学第一附属医院呼吸内科)

董沫含(空军军医大学第一附属医院医务处)

遆新宇(空军军医大学第一附属医院呼吸内科)

樊小艳(空军军医大学第一附属医院实验外科)

潘阳林(空军军医大学第一附属医院消化内科)

前言

PREFACE

空军军医大学和其第一附属医院经过多年研讨，自2020年春季学期开始，全面实施临床医学整合课程。临床医学整合课程以"系统—疾病"为主线，打破原有的"以学科为中心"的课程结构，将课程内容进行横向和纵向的整合，建立了系统、完整的医学知识体系。临床基本技能操作是其开设的整合课程之一。

临床基本技能操作是临床医生必须掌握的基本技能，是医学生由基础医学学习过渡到临床医学学习的一个桥梁，是需要在临床实践中反复训练与应用的基本功，对于疾病的诊断与治疗具有重要作用。虽然现在临床新技术不断涌现，但基本操作仍是最基础、最重要的技术。熟练掌握每一项基本操作的适应证、禁忌证、操作步骤与注意事项，是一名合格的临床医生所必备的专业素质和技能。为了方便学生更加系统地理解与掌握基本操作技能，空军军医大学第一附属医院基本操作教学组全体教师在总结长期的教学和临床经验的基础上，以《2022临床执业医师资格考试实践技能指导用书》为蓝本，编写了《临床基本技能操作手册》。

本书具有以下特点：结合基本操作教学大纲，将每一章的教学内容、学习目标、操作要点和注意事项等内容以精炼的文字进行表述，对于部分教学难点配以图表说明，便于学生理解和掌握；融入本教学组在长期基本操作教学实践中总结整理的配套习题及操作评分标准，以帮助学生取得更好的学习效果；系统地介绍了常用基本操作的适应证、禁忌证、操作步骤及注意事项等，内容贴近临床实践，图文并茂，重点突出，特别是相关操作引起的并发症及其处理和预防措施等内容，能为操作者提供很好的借鉴，对临床实践具有重要的指导意义。

本书可作为医学生临床基本操作教学的辅助教材,也可作为医务工作者在操作实践中即时查阅的工具书,同时,增加了空军军医大学本科生毕业联考中关于实践技能操作部分的内容,可作为军队医学院校本科生毕业联考操作考核参考用书。

　　本书在编写过程中得到了空军军医大学第一附属医院机关领导、相关专家教授和临床技能中心同事的支持和帮助,在此致以衷心的感谢! 由于作者水平和时间有限,书中难免有错漏之处,恳请各位专家学者和读者批评指正,以便进一步修正和完善。

李纪鹏

2023 年 3 月 4 日

目录

CONTENTS

第一章

>>> 无菌技术

第一节　手术刷手法

目的

手术前刷手作为一种简便易行的消毒措施,能有效预防和控制病原体传播,防止术后感染的发生。

操作前准备

去除手上各种饰物,剪短指甲,检查双手表皮有无创伤及裂口,如有创伤、裂口者不能参与手术或侵入性操作。

操作步骤

1.肥皂水刷手法

(1)用清水冲洗双手、前臂和上臂至肘上 10cm 处。

(2)用无菌毛刷蘸取适量肥皂液,采用三段法刷洗手和臂。先刷双手(顺序为指尖、指缝、手掌、手背),再刷双前臂,最后刷双上臂至肘上 10cm 处,其顺序不可逆。从指尖开始两手交替刷洗,特别要注意甲缘、甲沟、指蹼等处的刷洗。第一遍刷到肘上 10cm 处,刷完后,手指朝上,肘部朝下,用清水冲去手臂上的肥皂液;更换无菌毛刷,蘸肥皂液用同法刷洗第二遍至肘上 8cm 处,用清水冲去手臂上的肥皂液;不更换毛刷,蘸肥皂液刷洗第三遍至肘上 6cm 处,用清水冲去手臂上的肥皂液。刷 1 遍用时 1 分钟,3 遍共约 10 分钟。

(3)用无菌小毛巾按顺序擦干手、前臂和上臂,先擦干一侧,再换一块无菌小毛巾擦干另一侧。

(4)将手、前臂和上臂至肘上 6cm 处浸泡在 75％乙醇内,浸泡 5 分钟。乙醇过敏者可用 0.1％苯扎溴铵(新洁尔灭)代替。

(5)手臂浸泡后,保持拱手姿势,自然晾干。

2.免冲洗手消毒剂刷手法

(1)用清水冲洗双手、前臂和上臂至肘上 10cm 处。

(2)用无菌毛刷蘸取适量肥皂液,采用三段法刷洗手和臂。先刷双手(顺序为指尖、指缝、手掌、手背),再刷双前臂,最后刷双上臂至肘上 10cm 处。

(3)刷完后,手指朝上,肘部朝下,用清水冲去手臂上的肥皂液。

(4)用无菌小毛巾按顺序擦干手、前臂和上臂,先擦干一侧,再换一块无菌小毛巾擦干另一侧。

(5)用免冲洗手消毒剂消毒,一只手取适量免冲洗手消毒剂放于掌心,另一只手的五指指尖将掌心中的消毒剂摊开,并将消毒剂均匀涂擦于另一侧前臂和上臂至肘上 6cm 处,用同法消毒另一只手。最后,两手再取适量免冲洗手消毒剂,按七步洗手法将消毒剂均匀揉搓涂擦于双手至手腕。保持拱手姿势,自然晾干。

3.碘伏刷手法

(1)用肥皂水刷洗双手、前臂和上臂至肘上 10cm,刷洗 2 遍(第二遍刷至肘上 8cm)。

(2)用无菌小毛巾按顺序擦干手、前臂和上臂,先擦干一侧,再换一块无菌小毛巾擦干另一侧。

(3)用浸透碘伏的纱布涂擦手、前臂和上臂至肘上 6cm 处 2 遍(第二遍略低于第一遍)。保持拱手姿势,自然晾干。

▶ **注意事项**

(1)无菌毛刷、无菌小毛巾接触到上臂后,不能再接触手和前臂。

(2)乙醇浸泡前要冲干净手臂上的肥皂液,以免影响杀菌效果。

(3)需要连续施行另一台手术时,如果手套未破,可不用重新刷手,仅需在 75％乙醇或 0.1％苯扎溴铵溶液中浸泡 5 分钟,再穿无菌手术衣、戴手套。若前一次手术为污染手术,则在施行另一台手术前应重新刷手。

第二节　戴无菌手套

▶ **目的**

戴无菌手套的目的是保护操作者手部皮肤避免受到血液、体液和其他感染性物质污染,防止病原体的传播。

▶ **操作步骤**

(1)打开手套包(图1-1),一手掀起口袋的开口处。

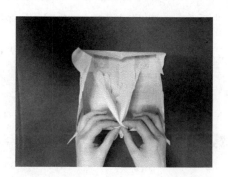

图1-1　打开手套包

(2)另一只手捏住手套翻折部分(手套内面)取出手套(图1-2),一手五指对准戴上(图1-3)。

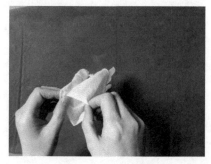

图1-2　捏住手套翻折部分

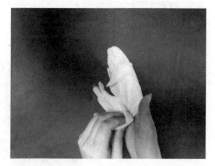

图1-3　五指对准戴一只手

(3)已戴好无菌手套的手指插入另一只手套的翻边内面(图1-4),将另一只手套戴好(图1-5)。

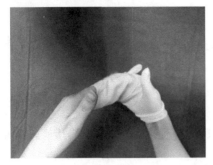

图 1-4　戴另一只手

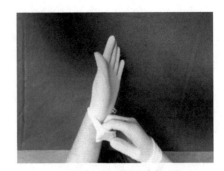

图 1-5　戴好手套

▶ **注意事项**

(1)在进行操作时,根据不同的需要,操作者可选择合适种类和规格的手套。

(2)操作完成后脱去手套,应按规定程序与方法洗手,戴手套不能代替洗手,必要时进行手消毒。

(3)操作时发现手套破损,应及时更换。

(4)戴无菌手套时,应防止手套污染。

第三节　手术区消毒铺巾

▶ **目的**

手术区消毒铺巾的目的是消灭拟做切口处及其周围皮肤上的细菌,以防止细菌落入伤口内。

▶ **物品准备**

准备消毒液、消毒棉球、消毒盘、卵圆钳、无菌巾(图 1-6)。

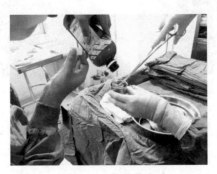

图 1-6　物品准备

消毒范围

腹部手术的消毒范围:上自乳头连线,下至大腿上、中 1/3 交界处,两侧至腋中线。如果切口在腹部某侧,该侧需消毒至腋后线。

体表小手术的皮肤消毒范围:手术切口周围至少 15cm 的区域。

消毒方式

(1)环形或螺旋形消毒:用于小手术野的消毒。

(2)平行或叠瓦形消毒:用于大手术野的消毒。

操作步骤

操作步骤以腹部手术为例。

1.消毒

用碘伏擦 3 遍。第一遍先将碘伏滴入肚脐,以切口为中心开始平行或叠瓦形涂擦,涂擦时不留空隙。涂擦完毕,翻过卵圆钳,用棉球的另一侧将肚脐内的消毒液蘸干。第二遍和第三遍的消毒方法和第一遍相同。

2.铺巾

(1)4 块无菌巾,每块一边双折 1/3,掩盖手术切口周围,每侧铺 1 块,每块无菌巾的反折部靠近切口。

(2)顺序:相对不洁区(会阴、下腹),对侧,头侧,近侧(图 1-7)。

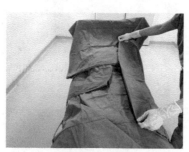

图 1-7 铺巾

(3)在助手帮助下,铺中单、大单,其两侧和足部应下垂超过手术台边 30cm。

注意事项

(1)由清洁区向相对不清洁区消毒。清洁手术以切口区为中心向周围涂擦,即离心形消毒。污染手术或肛周、会阴处手术,涂擦顺序则相反,由手术区周围向切口中心涂擦,即向心形消毒。

(2)接触污染部位的消毒纱球,不得再返擦清洁处。如切口有延长的可能,应事先相应扩大皮肤消毒范围。每一次的消毒范围均不超过前一遍。

(3)无菌巾铺好后,不可随意移动,如有必要,只能由手术区向外移动,不能由外向手术区移动。

(4)铺巾过程中及随后的手术中,应当保持各层无菌巾的干燥。

第四节　穿、脱手术衣

目的

穿无菌手术衣的目的是避免和预防手术过程中医护人员衣物上的细菌污染手术切口,同时保障手术人员安全,预防职业暴露。

操作步骤

1.穿手术衣

(1)抓取无菌手术衣,选择较宽敞处站立,面向无菌手术台,手提衣领,轻轻抖开,使无菌手术衣的另一端下垂(图1-8)。

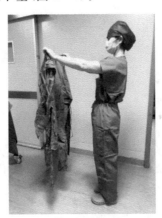

图1-8　抖开手术衣

(2)两手提起衣领两角,衣袖向前将手术衣展开,举至与肩齐平,使手术衣的内侧面面向自己,轻抛手术衣,顺势将双手和前臂伸入衣袖内,并向前平行伸展(图1-9)。

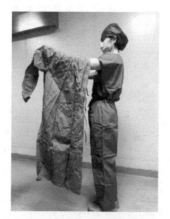

图 1-9 双手和前臂伸入衣袖

（3）巡回护士在穿衣者背后抓住衣领内面，协助将袖口后拉，并系好领口的一对系带及左侧腋下与右侧腋下的一对系带（图 1-10）。

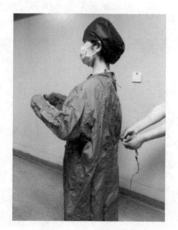

图 1-10 系好系带

（4）采用无接触式方法戴无菌手套（图 1-11）。

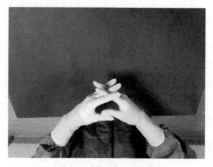

图 1-11 戴无菌手套

（5）解开腰间活结,将右叶腰带递给台上其他手术人员或交由巡回护士,对方应用无菌持物钳夹取（图1-12）,旋转后与左手腰带系于胸前（图1-13）,使手术衣右叶遮盖左叶（图1-14）。

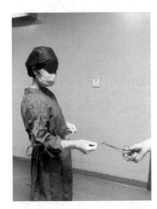

图1-12 用无菌持物钳夹取右叶腰带

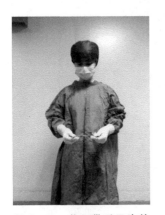

图1-13 将腰带系于胸前

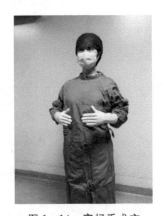

图1-14 穿好手术衣

2.脱手术衣

脱手术衣采用翻转式脱法,由巡回护士协助解开衣领系带,先脱手术衣再脱手套,确保不污染衣裤。

▶ **注意事项**

（1）穿无菌手术衣必须在相应手术时进行。

（2）无菌手术衣不可触及非无菌区域,如有质疑立即更换。

（3）有破损的无菌衣或可疑污染时立即更换。

(4)巡回护士向后拉衣领时不可触及手术衣外面。

(5)穿无菌手术衣人员必须戴好手套,方可解开腰间活结或接取腰带,未戴手套的手不可拉衣袖和触及其他部位。

(6)无菌手术衣的无菌区范围为肩以下、腰以上以及两侧腋前线之间。

第五节　穿、脱隔离衣

▶ **目的**

穿隔离衣的目的是保护工作人员和患者,防止病原微生物播散,避免交叉感染。

▶ **操作步骤**

1. 穿隔离衣

(1)右手提衣领,左手伸入袖内,右手将衣领向上拉,露出左手。

(2)换左手持衣领,右手伸入袖内,露出右手,勿触及面部。

(3)两手持衣领,由领子中央顺着边缘向后系好领带。

(4)扎好袖口。

(5)将隔离衣一边(约在腰下 5cm 处)渐向前拉,到边缘时捏住。

(6)用同法捏住另一侧边缘。

(7)双手在背后将衣边对齐。

(8)向一侧折叠,一手按住折叠处,另一手将腰带拉至背后折叠处。

(9)将腰带在背后交叉,回到前面打一活结系好腰带。

2. 脱隔离衣

(1)解开腰带,在前面打一活结。

(2)解开袖口,在肘部将部分袖子塞入工作服内,充分暴露前臂,进行手消毒。

(3)解开颈后带子。

(4)右手伸入左手腕部袖内,拉下袖子过手。

(5)用遮盖着的左手握住右手隔离衣袖子的外面,拉下右侧袖子。

(6)双手转换逐渐从袖管中退出,脱下隔离衣。

(7)一手握住领子,另一手将隔离衣两边对齐,如果悬挂在半污染区,清洁面向外;如悬挂在污染区,则污染面向外;不再使用时,将脱下的隔离衣污染面向内,卷成包裹状,丢至医疗废物容器内或放入回收袋中。

▶ **注意事项**

(1)隔离衣只限在规定区域内穿脱。

(2)穿前应检查隔离衣有无破损,穿时勿使衣袖触及面部及衣领,脱时应注意避免污染。正确选择隔离衣大小,隔离衣长度应覆盖工作服。

(3)发现有渗漏或破损应及时更换。

(4)接触不同传播途径的伤病员时,隔离衣应进行更换。

复习思考题

一、选择题

1. 脱隔离衣的正确顺序为(　　　)

　　A.解开腰带—消毒双手—解开袖口—解开衣领

　　B.双手消毒—解开腰带—解开袖口—解开衣领

　　C.解开衣领—解开袖口—解开腰带—消毒双手

　　D.解开腰带—解开袖口—消毒双手—解开衣领

　　E.解开衣领—消毒双手—解开腰带—解开袖口

2. 手术者换上无菌手术衣、戴好无菌手套后的无菌区域是(　　　)

　　A.肩以上　　　　　　　　B.背部　　　　　　　　C.腰以上

　　D.腰以上、肩以下以及两侧腋前线之间　　　　　　E.膝盖以上、肩以下

3. 下列选项描述错误的是(　　　)

　　A.穿手术衣前必须进行外科洗手

　　B.穿好手术衣后双手可交叉放于腋下

　　C.未戴手套的手不能接触手套外面

　　D.脱下手术衣时,应使衣里外翻,避免手臂及衣裤被手术衣外面污染

4. 以下对手术区消毒描述不正确的是（　　）

　　A. 手术区消毒的目的是消灭拟做切口处及其周围皮肤的细菌,使其达到无菌
　　　　要求

　　B. 手术区皮肤消毒范围为手术切口周围 15cm 的区域,如有延长切口的可能,
　　　　则应事先相应扩大皮肤消毒范围

　　C. 消毒完毕,操作者要再用消毒液擦手一次

　　D. 肛门区手术,消毒液涂擦顺序为肛门、会阴及手术外周

　　E. 消毒时常用 2.5％碘酊涂擦皮肤,待碘酊干后,再以 75％乙醇涂擦两遍,将碘
　　　　酊擦净

5. 铺巾时,若铺巾滑落（　　）

　　A. 可继续使用　　　　　　　　B. 消毒后再使用　　　　　　　C. 换面使用

　　D. 重新置换无菌铺巾　　　　E. 30 分钟后再使用

二、简答题

　　1. 简述穿全包式手术衣的过程。

　　2. 简述穿隔离衣的过程。

第二章

>>> 手术的基本操作

第一节 切开、缝合、结扎、止血

切 开

▶ **目的**

切开是指使用手术刀在组织或器官上造成切口的操作过程。切开是手术的第一步，也是手术最基本的操作之一。

▶ **操作方法**

1. 安装刀片的方法

安装刀片时，先使刀柄尖端两侧浅槽与刀片中孔上端狭窄部分衔接，向后拉刀片，使其根部就位（图2-1）。更换刀片时，左手握持刀柄，右手用持针器（或血管钳）夹住刀片近侧端，轻轻抬起并向前推，使刀片与刀柄脱离（图2-2）。

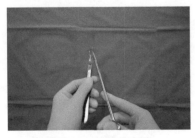

图2-1 刀片的安装

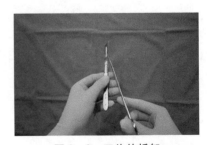

图2-2 刀片的拆卸

2. 手术刀的传递

传递手术刀时，递者应握住刀片与刀柄衔接处，背面朝上，将刀柄尾部交给术者,切不可刀刃朝向术者传递,以免刺伤术者。

3.手术刀的持执方式

依据切开部位、切口长短、手术刀片的大小,选择合适的执刀方式。

(1)执弓式:持刀的方式与持小提琴琴弓的方式相同,为最常用的方式,用于胸、腹部较大切口(图2-3)。

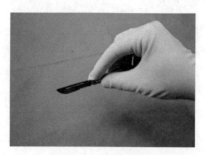

图2-3 执弓式

(2)握持式:持刀的方式与持厨刀的方式相同,用于切开坚韧组织(图2-4)。

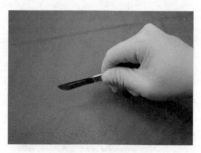

图2-4 握持式

(3)执笔式:持刀的方式与持钢笔的方式相同,动作和力量放在手指,使操作轻巧、精细,用于较短小的切口(图2-5)。

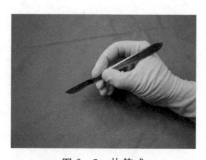

图2-5 执笔式

(4)反挑式:刀刃向上挑开组织,以免损伤深部组织及器官,常用于气管切开、浅表脓肿切开等(图2-6)。

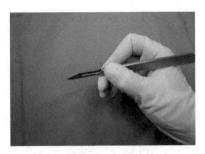

图2-6　反挑式

▶**操作步骤**

(1)将皮肤切开,注意切开皮肤时不可使皮肤随刀移动。术者左手拇、食指分开,绷紧固定切口两侧皮肤(较大切口应由主刀者和助手用左手掌边缘或纱布垫相对应地压迫皮肤),右手执刀与皮肤垂直切开(图2-7)。

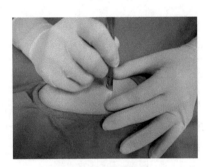

图2-7　皮肤切开

(2)切开时用力要均匀,将皮肤、皮下组织一次切开,避免多次切割致切口不整齐、分层次。

(3)要点是垂直下刀、水平走刀、垂直出刀、用力均匀。

缝　合

▶**目的**

缝合的目的是借缝合的张力维持伤口边缘相互对合以消灭空隙,有利于组织愈合。

▶ **适应证**

手术切口和适宜行一期缝合的新鲜创伤伤口。

▶ **禁忌证**

污染严重或已化脓感染的伤口。

▶ **操作方法**

根据缝合后切口边缘的形态可将缝合分为单纯对合缝合法、内翻缝合法、外翻缝合法三类,每类又有间断缝合法和连续缝合法两种。

1. 单纯对合缝合法

单纯对合缝合法为外科手术中广泛应用的一种缝合法,缝合后可使切口边缘对合。

(1)单纯间断缝合法:最常用,常用于皮肤、皮下组织、腹膜等的缝合(图2-8)。

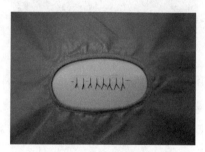

图2-8 单纯间断缝合法

(2)单纯连续缝合法:可节省用线和时间,常用于皮下组织、腹膜等的缝合(图2-9)。

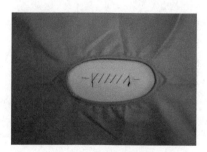

图2-9 单纯连续缝合法

(3)"8"字缝合法:缝线交叉,缝合牢靠,不易滑脱,常用于肌肉、肌腱、韧带的缝合或较大血管的止血贯穿缝扎(图2-10)。

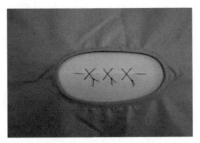

图 2-10　"8"字缝合法

（4）连续毯边缝合法：闭合及止血效果好，常用于胃肠道吻合时后壁全层缝合，或整张游离植皮的边缘固定（图 2-11）。

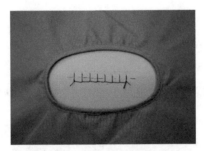

图 2-11　连续毯边缝合法

（5）减张缝合法：常用于张力较大的切口的加固缝合，以减少切口的张力。其方法是采用粗丝线或不锈钢丝，于切口一侧距切缘 2cm 处皮肤进针，穿过除腹膜外的腹壁各层达切口对侧皮肤的对应点出针。为避免缝线割裂皮肤，结扎前应在缝线上套一段橡皮管或硅胶管作为枕垫，以减少缝线对皮肤的压力（图 2-12）。

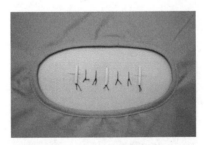

图 2-12　减张缝合法

2.内翻缝合法

内翻缝合法缝合后切口内翻，外面光滑，常用于胃肠道吻合。

（1）间断浆肌层垂直褥式内翻缝合法（Lembert）：是最常用的浆肌层内翻缝合法，特点是缝线穿行方向与切缘垂直，缝线不穿透肠壁黏膜层。距切缘 0.4～

0.5cm 处进针,距切缘 0.2cm 处引出,跨吻合口后,距切缘 0.2cm 处进针,距切缘 0.4～0.5cm 处引出打结,吻合的胃肠壁自然内翻包埋(图 2-13)。

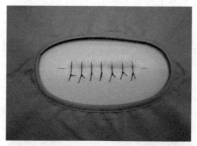

图 2-13　间断浆肌层垂直褥式内翻缝合法

(2)间断全层水平褥式内翻缝合法(Halsted):首先从一侧腔内黏膜进针,穿浆膜出针,再从对侧浆膜进针,穿黏膜出针,线结打在腔内同时形成内翻,常用于胃肠道缝合(图 2-14)。

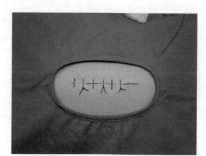

图 2-14　间断全层水平褥式内翻缝合法

(3)连续全层水平褥式内翻缝合法(Connell):用于胃肠道吻合,其进针和出针的方法同间断全层水平褥式内翻缝合法,只是用一根缝线完成吻合口前后壁的缝合(图 2-15)。因缝合不当可引起吻合口狭窄,现已很少使用。

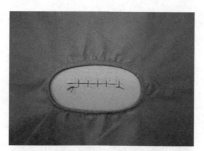

图 2-15　连续全层水平褥式内翻缝合法

(4)连续浆肌层水平褥式内翻缝合法(Cushing):常用于胃肠道前后壁浆肌层

缝合。缝合方法类似于连续全层水平褥式内翻缝合法,只是缝合的层次有所不同。这种方法缝针仅穿过浆肌层而不是全层,缝线穿行于浆肌层与黏膜层之间。

(5)荷包缝合法:是小范围的内翻缝合,是以欲包埋处为圆心,于浆肌层连续环形缝合一周,结扎后中心内翻包埋,表面光滑,利于愈合,减少粘连,常用于阑尾残端的包埋、胃肠道小伤口和穿刺针眼的缝闭、空腔脏器造瘘管的固定等(图2-16)。

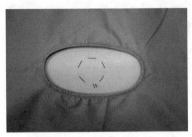

图2-16 荷包缝合法

3.外翻缝合法

外翻缝合法缝合后切口外翻,内面光滑,常用于血管吻合、腹膜缝合、减张缝合等。

(1)间断垂直褥式外翻缝合法:常用于阴囊、腹股沟、腋窝、颈部等松弛皮肤的缝合,防止皮缘内卷,影响愈合(图2-17)。

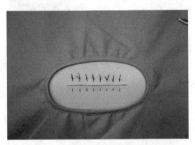

图2-17 间断垂直褥式外翻缝合法

(2)间断水平褥式外翻缝合法:常用于血管破裂孔的修补、腹部减张缝合(图2-18)。

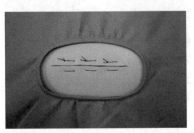

图2-18 间断水平褥式外翻缝合法

（3）连续水平褥式外翻缝合法：常用于血管吻合或腹膜、胸膜的缝闭（图 2 - 19）。

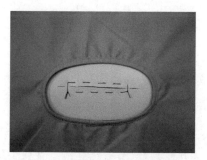

图 2 - 19　连续水平褥式外翻缝合法

结　扎

▶ **目的**

　　手术中的止血和缝合均需进行结扎，因此，结扎是手术操作中十分重要的技术。

▶ **线结的种类**

　　（1）方结：是术中主要的打结方式，其特点是结扎线来回交错，第一个结与第二个结方向相反，着力均匀，不易滑脱，牢固可靠，用于较小血管和各种缝合时的结扎。

　　（2）三重结：在方结的基础上再重复第一个结，第二个结和第三个结方向相反，加强了结扎线间的摩擦力，防止结扎线松散滑脱，因而牢固可靠，用于较大血管的结扎。

　　（3）四重结：重复两个方结即为四重结，仅在结扎特别重要的大血管时采用。

　　（4）外科结：打第一个结时缠绕两次，打第二个结时仅缠绕一次，其目的是让第一个结圈摩擦力增大，打第二个结时不易滑脱和松动，使结扎更牢固。大血管或有张力缝合后的结扎强调使用外科结。

　　（5）假结：是由两个方向相同的单结构成，结扎后易自行松散和滑脱。手术中不宜使用，尤其是在重要部位结扎时禁用。

　　（6）滑结：是由两个方向相反的单结构成，与方结相同。因打结时两手用力不均匀所致，易滑脱，比假结危险性更大，在外科手术操作中，必须加以避免。避免的方法主要是注意两手拉线力量要均匀，方向要正确。

打结的方法

(1)单手打结法:为最常用的一种方法。该法打结速度快,节省结扎线,且左、右手均可打结。

(2)双手打结法:也较常采用。该法结扎可靠,主要用于深部或组织张力较大的缝合结扎;缺点是打结速度较慢,需较长结扎线。

(3)器械打结法:用持针器或血管钳打结。该法常用于体表小手术或线头短用手打结有困难时。该法方便易行,节省结扎线。在张力缝合时,为防止滑脱,可在打第一个结时连续缠绕两次形成外科结。

此外,对深部组织(如胸、腹、盆腔的组织)结扎时,应施行深部打结法,即在完成线的交叉后,左手持住线的一端,右手食指尖逐渐将线结向下推移,在略超过结的中点处和左手相对用力,直至线结收紧。

止　血

目的

止血的目的是阻止或减缓血液从创口血管流出,减少手术失血,还可以保持手术视野清晰,便于手术操作,保证手术安全进行。

术中止血的方法

术中止血的方法有压迫止血法、钳夹止血法、钳夹结扎止血法、电凝止血法、局部化学及生物学止血法。

1.压迫止血法

压迫止血法用于较为广泛的创面渗血,一般将干纱布直接压迫于出血创面数分钟,即可控制出血。有时渗血较多,可将纱布垫浸于无菌温生理盐水中,拧干后填塞压迫于出血创面 3～5 分钟,可较快控制渗血。在止血时,必须是按压,不可用擦拭。

2.钳夹止血法

钳夹止血法是利用止血钳最前端夹住血管的断端,钳夹方向应尽量与血管垂直,钳住的组织要少,切不可行大面积钳夹。

3.钳夹结扎止血法

钳夹结扎止血法是常用且可靠的基本止血法,多用于较粗血管出血的止血,其方法有两种。

(1)单纯结扎止血法:是用丝线绕过止血钳所夹住的血管及少量组织而结扎。

(2)贯穿结扎止血法:是用缝针将结扎线穿过所夹持组织(勿穿透血管)后进行结扎。常用的方法有"8"字缝合结扎法和单纯贯穿结扎法两种。

4.电凝止血法

电凝止血法是利用高频电流凝固组织而达到止血的目的,可用电凝器头直接电烙出血点,也可先用止血钳夹住出血点,向上轻轻提起,擦干血液,将电凝器与止血钳接触,待局部有烟即可。电凝止血法的优点是止血迅速,不留线结于组织内,但止血效果不完全可靠,凝固的组织易于脱落而再次出血。

5.局部化学及生物学止血法

(1)麻黄碱、肾上腺素止血法:用1‰～2‰麻黄碱溶液或0.1‰肾上腺素溶液浸湿的纱布进行压迫止血。

(2)止血明胶海绵止血法:多用于一般方法难以止血的创面、实质器官、骨松质及海绵质出血。使用时将止血海绵铺在出血面上或填塞在出血的伤口内,即能达到止血的目的;如果在填塞后加以组织缝合,更能发挥优良的止血效果。止血明胶海绵种类很多,如纤维蛋白海绵、氧化纤维素、白明胶海绵及淀粉海绵等。它们止血的基本原理是促进血液凝固和提供凝血时所需要的支架结构。止血海绵能被组织吸收,使受伤血管日后保持贯通。

(3)活组织填塞止血法:是用自体组织(如网膜)填塞于出血部位进行止血的方法。通常用于实质器官的止血,如肝脏损伤用网膜填塞止血,或将取自腹部切口的带蒂腹膜、筋膜和肌肉瓣,牢固地缝在损伤的肝脏上止血。

(4)骨蜡止血法:外科临床上常用市售骨蜡制止骨质渗血,用于骨的手术。

第二节　清创术

▶ 目的

清创的目的是清除伤口内的污染物或坏死组织,为伤口愈合创造条件。

▶ **物品准备**

清创手术包、肥皂水、无菌生理盐水、3%过氧化氢溶液、碘伏、无菌注射器、无菌纱布、绷带、无菌毛刷、胶布等。

▶ **操作步骤**

(1)与患者或家属谈话,签署知情同意书。

(2)伤口区域皮肤用无菌纱布覆盖,剃去周围毛发,范围为距伤口边缘5cm以上。

(3)术者洗手,打开清创手术包,戴无菌手套。

(4)处理伤口周围皮肤,用无菌纱布覆盖伤口,用肥皂水和无菌毛刷刷洗伤口周围的皮肤,用无菌生理盐水冲洗,反复刷洗3遍,注意勿使肥皂水流入伤口内。

(5)清洗、检查伤口,术者不摘手套,去除覆盖伤口的无菌纱布,用无菌生理盐水冲洗伤口,再用3%过氧化氢溶液冲洗,待创面出现泡沫后,用无菌生理盐水冲洗干净,擦干伤口周围皮肤,脱去手套,术者刷手,常规消毒铺单。

(6)清理伤口,再次消毒双手,戴无菌手套,铺洞巾,用碘伏棉球再次消毒伤口周围皮肤(图2-20),局部浸润麻醉后,以无菌生理盐水反复冲洗伤口,取净伤口内异物(图2-21),并剪去伤口内失活组织(图2-22),彻底止血。

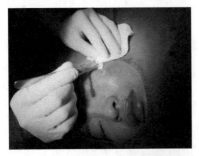

图2-20 铺洞巾后再次消毒皮肤

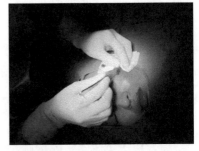

图2-21 取净伤口内异物

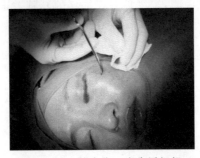

图2-22 剪去伤口内失活组织

(7)根据伤口清洁程度和创伤时间,选择一期缝合(图2-23)或者敷料包扎,待后期关闭伤口。伤口表浅、止血良好、缝合后没有无效腔时,一般不必放置引流物。伤口深、损伤范围大且重、污染重可能存在无效腔或有血肿形成时,应放置引流物。

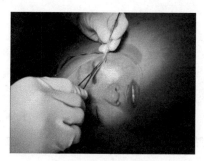

图2-23 缝合伤口

注意事项

(1)清创时,应由外向内,由浅入深进行。

(2)异物需彻底清除,深筋膜需充分切开,以有效解除深层组织张力。

(3)术后给予破伤风抗毒素或破伤风免疫球蛋白,并根据伤情给予合适的抗生素预防感染。

第三节 脓肿切开术

目的

脓肿切开的目的是引流感染形成的脓液,以促使感染区域炎症消退及伤口愈合。

适应证

(1)表浅脓肿,表面有波动感。

(2)深部脓肿,诊断性穿刺可吸出脓液或B超提示有脓肿形成。

禁忌证

感染区脓肿未形成。

▶ **物品准备**

脓肿切开手术包、无菌生理盐水、凡士林纱布、无菌注射器、无菌纱布、2%利多卡因溶液、胶布等。

▶ **操作步骤**

(1)根据脓肿部位取患者自觉舒适的体位。

(2)术者戴口罩、帽子,打开脓肿切开包,刷手。

(3)对切开引流部位的皮肤区域常规消毒,戴无菌手套,铺无菌洞巾。

(4)麻醉选择如下。①浅表脓肿可采用2%利多卡因溶液局部浸润麻醉,但要注意注射时从远处向脓腔附近推进,避免针头扎入脓腔。②深部或较大脓肿可采用静脉麻醉。

(5)先用无菌注射器穿刺抽脓(图2-24),确定脓肿部位,留取脓液做细菌培养。于脓肿中央用尖刀向上反挑一小切口(图2-25),即可排出脓液。当脓腔内有纤维隔膜而被分割为多个小房的,应用手钝性分离(图2-26),使之变为单一大腔,以利于引流。术中切忌动作粗暴而损伤血管,导致大出血或挤压脓肿。

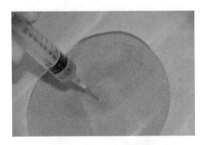

图2-24 穿刺抽脓

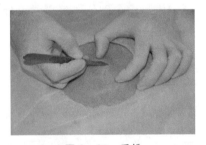

图2-25 反挑

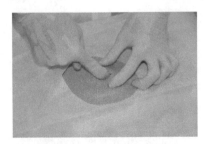

图2-26 用手钝性分离

(6)用无菌生理盐水反复冲洗腔隙,填塞凡士林纱布,由外向内消毒切口周围皮肤,用无菌纱布覆盖切口,胶布固定。

▶ **注意事项**

(1)浅表切口应选择波动最明显处;深部脓肿应先穿刺,并以此为引导切开排脓。

(2)切口要足够大,需考虑站立或平卧的姿势,尽量取最低位,以利于引流。

(3)脓液均需做细菌培养和药敏实验。

第四节　换药与拆线

▶ **目的**

换药的目的是清洁伤口周围分泌物,保持伤口清洁,防止伤口感染,促使伤口更好地愈合;拆线的目的是去除缝线,防止缝线引起感染,并减少针眼的瘢痕增生。

▶ **适应证**

1.换药

(1)术后 2～3 天检查伤口局部愈合情况,观察伤口有无感染。

(2)伤口出血、渗血,或外层敷料已被血液或渗液浸透。

(3)引流物需要松动、部分拔出或全部拔出。

(4)伤口已化脓感染,需要定时清除坏死组织、脓液和异物。

(5)伤口局部敷料松脱、移位、错位。

(6)各种瘘管漏出物过多。

(7)大小便或口、鼻、眼分泌物污染、浸湿附近伤口敷料。

2.拆线

(1)正常手术切口已到拆线时间,切口愈合良好。

(2)头面部、颈部手术后 4～5 天,下腹部、会阴部手术后 6～7 天,胸部、上腹部、背部、臀部手术后 7～9 天,四肢手术后 10～12 天,近关节处手术和减张缝线后 14 天。

(3)伤口术后有红、肿、热、痛等明显感染者应提前拆线。

(4)生长能力较差的情况,包括老年人、糖尿病、贫血、低蛋白血症、肝功能不全、腹水以及应用糖皮质激素、免疫抑制剂等,切口一般愈合较慢,不宜过早拆线。

▶ **操作步骤**

1.换药

换药前应先洗手,并戴好口罩、帽子。

(1)一般术后 2～3 天换药。

(2)用手移去伤口外层敷料,将敷料污面向上放置到污物盘中。

(3)两把镊子需要分别使用,一把用于直接接触伤口,另一把用来传递清洁物品(图 2-27)。

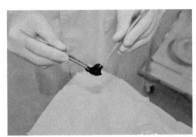

图 2-27　用镊子传递清洁物品

(4)观察伤口有无红肿等感染征象,如有问题,做相应处理。

(5)擦拭伤口,用消毒液由内向外沿切口方向消毒伤口及其周围皮肤,范围为 3～5cm,擦拭 2 或 3 遍。

(6)用无菌纱布覆盖伤口,胶布固定,固定方向应与该处躯体运动方向垂直。

(7)废弃的敷料需丢弃到指定的医疗废物区。

2.拆线

(1)用碘伏或酒精棉球消毒伤口周围,范围为 3～5cm。

(2)检查伤口,当伤口已愈合时,方可拆线。

(3)左手用镊子轻轻提起线结,使原来在皮下的一小部分缝线露出,然后右手执剪刀,贴着皮肤将新露出的缝线剪断(图 2-28)。

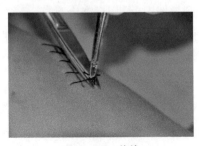

图 2-28　剪线

（4）左手持镊子将缝线抽出，抽线的方向只能是朝向剪断缝线的一侧，动作宜轻柔。

（5）重新消毒伤口一次，用无菌纱布覆盖，胶布固定。

▶ **注意事项**

1. 无菌原则

凡接触伤口的物品均须无菌，以防止污染及交叉感染。各种无菌敷料从容器中取出后不得放回，污染的敷料须放入专用容器，不得乱丢。

2. 换药次序

换药时应先换清洁伤口，然后换污染伤口，最后换感染伤口。

复习思考题

一、选择题

1. 拆线操作时，错误的是（　　）

　　A. 用镊子提起皮外缝线并剪断

　　B. 在线头的线结下剪断缝线

　　C. 在皮下段处剪断缝线

　　D. 向剪断线段的一侧拉出缝线

　　E. 避免皮肤外线段经过皮下

2. 以下皮肤缝合的要点中，错误的是（　　）

　　A. 切口内侧组织应按层次严密正确对合

　　B. 针距、边距两侧应一致

　　C. 不留无效腔

　　D. 缝合线结扎得越近越好

　　E. 手腕用力，垂直进、出针，顺着针的弧度拔针

3. 以下打结方法的描述中，正确的是（　　）

　　A. 大血管使用粗线结扎更可靠

　　B. 结扎血管时，应先让助手松开止血钳

　　C. 第一个结方向应和第二个结一致并重叠

D. 打结是以右手为主要力量进行的

E. 深部打结时,用一手指按压线结近处,两指靠拢,徐徐拉紧

4. 脓肿切开的位置应为(　　　)

A. 脓肿波动最明显处

B. 脓肿边缘

C. 脓肿最中央

D. 压痛最明显处

E. 脓肿顶部

5. 下列不适合立即行清创治疗的是(　　　)

A. 不超过 24 小时的轻度污染伤口

B. 受伤 24～48 小时的头面部伤口

C. 有活动性出血、休克的患者

D. 受伤 6～8 小时的新鲜伤口

二、简答题

1. 简述临床上常用的术中止血的方法。

2. 简述临床上常用的缝合方法及各种方法的特点。

第三章

>>> 插管的基本操作

第一节　吸氧术

学习要点

(1)注意用氧安全。

(2)掌握正确的吸氧操作步骤。

(3)掌握氧浓度和流量的换算方法。

目的

吸氧的目的是纠正各种原因引起的缺氧。

适应证

(1)呼吸系统疾病,如哮喘、支气管肺炎、气胸、肺气肿、肺不张。

(2)心功能不全,如心力衰竭,可使肺部充血而导致呼吸困难。

(3)各种中毒引起的呼吸困难,如一氧化碳中毒、巴比妥类药物中毒等。

(4)各种原因引起的昏迷。

(5)其他,如某些外科手术后大出血、休克等。

禁忌证

肺泡增大、面部充血及进行剧烈运动后均不宜吸氧。

物品准备

治疗车、治疗盘、PDA 扫描仪、卡式氧气流量表、湿化瓶(包括鼻导管)、标识、棉签、小药杯内装蒸馏水、记录单、纸巾、弯盘、消毒洗手液等。

操作步骤

(1)按要求着装,洗手,戴口罩。

(2)治疗室双人核对医嘱(图3-1)。

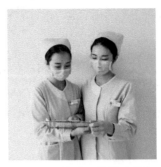

图3-1 双人核对医嘱

(3)评估患者病情(图3-2)、意识、生命体征、呼吸状况、缺氧程度、血气分析结果、鼻腔状况(图3-3)及环境是否安全,向患者及家属解释吸氧的目的、方法、注意事项和配合要点。询问患者是否需要解大小便,并检查中心供氧系统是否完好。

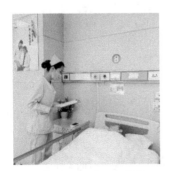

图3-2 评估患者病情

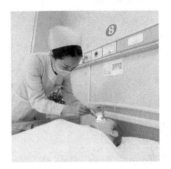

图3-3 评估患者鼻腔状况

(4)治疗室准备用物(图3-4),并检查流量表性能是否完好(图3-5)。

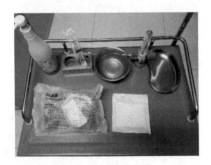

图3-4 物品准备

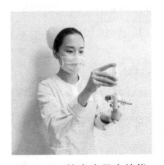

图3-5 检查流量表性能

(5)携执行单及用物到患者床旁,PDA核对患者(图3-6),做好解释。

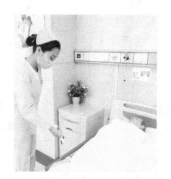

图3-6 PDA核对患者

(6)协助患者取舒适卧位,用棉签清洁其双侧鼻孔(图3-7)。

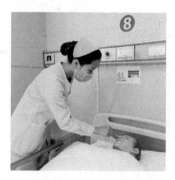

图3-7 用棉签清洁患者鼻孔

(7)连接流量表(图3-8)、湿化瓶(图3-9)、吸氧管(图3-10)。

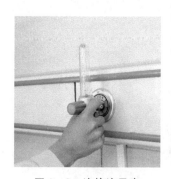
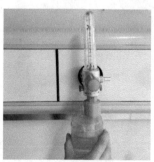
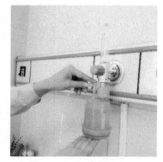

图3-8 连接流量表　　　图3-9 连接湿化瓶　　　图3-10 连接吸氧管

(8)将鼻塞放于水中,检查其是否通畅(图3-11)。关闭流量表,用干棉签擦干鼻塞(图3-12)。

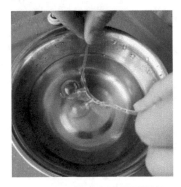

图 3-11　检查鼻塞是否通畅

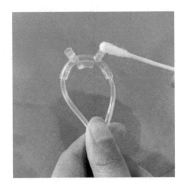

图 3-12　擦干鼻塞

(9)打开流量表,根据患者病情调节吸入气氧流量(图 3-13)。

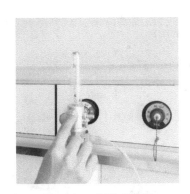

图 3-13　调节氧流量

(10)将鼻塞轻轻插入患者鼻孔(图 3-14),妥善固定。

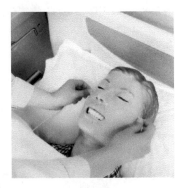

图 3-14　将鼻塞插入鼻孔

(11)协助患者取舒适卧位,记录吸氧开始时间和吸入气氧流量。

(12)整理用物,洗手,处理医嘱,执行者签字(图 3-15)。

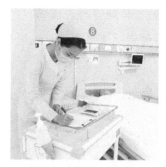

图 3-15　执行者签字

（13）停氧，评估患者缺氧改善情况。①取下鼻导管，关闭流量表开关（图 3-16）。②取下湿化瓶、流量表，清洁患者面部。③协助患者取安全舒适体位，整理床单位，将呼叫器放于患者触手可及处。④处理用物，洗手，记录停氧时间，处理医嘱，执行者签字。

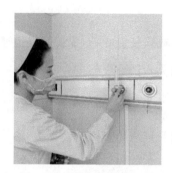

图 3-16　关闭流量表开关

（14）整理用物，垃圾分类处理，洗手。

▶ 注意事项

（1）用氧前，检查氧气装置有无漏气、是否通畅。

（2）严格遵守操作流程，注意用氧安全，切实做好"四防"，即防震、防火、防热、防油。

（3）治疗过程中，经常观察患者缺氧情况有无改善、氧气装置有无漏气、流量表指示与流量是否正确。

（4）使用氧气时，应先调节流量。停用氧气时，应先撤离鼻导管，再关闭氧气开关。中途需调节氧流量时，应先分离鼻导管与湿化瓶连接处，调节好流量后再接上，以防高压氧冲入呼吸道损伤黏膜。

(5)持续用氧者,应经常检查鼻导管是否通畅。

(6)告知家属及患者不可随意调节吸入气氧流量。

第二节 吸痰术

学习要点

(1)吸痰中应严格执行无菌技术操作,插管动作宜轻柔敏捷,并密切观察患者生命体征的变化。

(2)每次吸痰时间不应超过 15 秒,一根吸痰管只能使用一次。

(3)患者出现缺氧的症状,如发绀、心率下降、指脉氧下降,应立即停止吸痰。

目的

(1)清理呼吸道分泌物或误吸呕吐物,保持呼吸道通畅。

(2)避免和解除窒息及吸入性肺炎的发生。

适应证

(1)危重、老年、昏迷及麻醉后患者因咳嗽无力,不能充分排痰或痰液多,有窒息可能的情况。

(2)患者窒息的紧急情况,如溺水、大量咯血。

禁忌证

(1)声门、支气管痉挛。

(2)颅底骨折时,禁止从鼻腔吸痰。

物品准备

(1)治疗盘、一次性吸痰管数根、负压吸引装置(负压表、储液瓶、吸引器连接管 2 根)、氧气、吸痰罐 1 套(注明开启日期及吸痰前后字样)、灭菌注射用水或外用生理盐水 500mL、无菌手套,必要时备压舌板。昏迷患者另备开口器和舌钳。

(2)治疗车、PDA 扫描仪、手电筒、听诊器、记录单、清洁纸巾、免洗手消毒液等。

操作步骤

（1）按要求着装,洗手,戴口罩。

（2）评估患者病情、意识状态、呼吸状况、呼吸道分泌物排出能力、生命体征、吸入气氧流量及缺氧情况(呼吸困难、发绀、血氧饱和度、血气分析结果等)。

（3）借助手电筒评估患者口鼻黏膜的情况,取下活动的义齿。听诊肺部呼吸音,评估肺部分泌物的量、黏稠度、部位(图3-17),鼓励并指导患者深呼吸,进行有效咳嗽和咳痰。

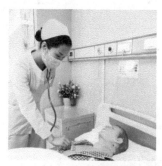

图3-17 评估患者肺部情况

（4）评估环境,包括温湿度适宜、安静整洁、光线适中。

（5）备齐用物,携至床旁,PDA扫描仪核对床号、姓名,向患者及家属解释吸痰的目的、方法、注意事项和配合要点。

（6）安装储液瓶(图3-18),连接负压吸引装置(图3-19),调节负压,检查吸引装置各处连接是否严密,是否漏气(图3-20)。

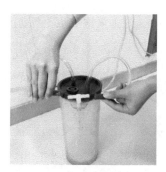
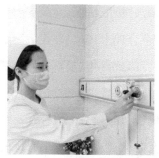
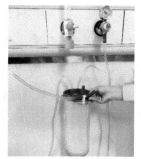

图3-18 安装储液瓶　图3-19 连接负压吸引装置　图3-20 检查装置是否漏气

（7）适当调高吸入气氧流量至8～10L/min(先分离,后调节),防止低氧血症,拍背,抬高床头30°,将患者头转向操作者,垫清洁纸巾于患者口角旁,用免洗手消毒液消毒手。

(8)打开无菌吸痰罐,倒入适量灭菌用水,注明灭菌用水开启、失效日期和时间,撕开吸痰管外包装前端。

(9)一手戴无菌手套,将吸痰管抽出并盘绕于该手中,根部与负压管相连;另一手打开吸引器开关,调节负压(一般压力:成人40~53.3kPa,儿童<40kPa),润滑吸痰管,试吸以确认是否通畅(图3-21),阻断负压,将吸痰管插入患者鼻腔,经咽喉部到达气管10~15cm;吸痰时边上提边旋转吸引,自深部向上分次吸净气道深处、口腔、鼻腔的痰液。

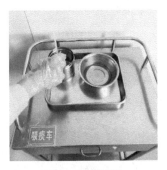

图3-21 试吸

(10)每次吸痰时间要少于15秒,冲洗吸痰管和负压吸引管,如需再次吸痰,应重新更换吸痰管。

(11)吸痰完毕,用非无菌手关上吸引器开关,分离吸痰管,反脱手套将吸痰管包裹,弃于医疗垃圾桶,免洗手消毒液消毒手。

(12)吸痰后密切观察患者的痰液情况、病情、生命体征,待血氧饱和度升至正常水平后将吸入气氧流量调至合理水平(先分离,后调节)。

(13)及时清理留在患者面部的污物,观察鼻腔黏膜,如有污物及时清理;整理床单位,协助患者取舒适体位,向患者进行健康宣教。

(14)整理用物,若发现痰液里带鲜血,提示患者黏膜破损,应暂停吸痰;贮液瓶内吸出液大于2/3时,应及时倾倒;按垃圾分类处理用物(若不需要床旁备用,则拆除负压吸引管,弃于医疗垃圾桶内)。

(15)洗手,记录(吸痰时间、痰液性质、口鼻黏膜情况),签字。

▶ **注意事项**

(1)吸痰前,检查电动吸引器性能是否良好,连接是否正确。

(2)严格执行无菌技术操作,每次吸痰应更换吸痰管。

(3)每次吸痰时间应少于 15 秒,以免造成缺氧。

(4)吸痰动作轻稳,吸引负压合适,可防止呼吸道黏膜损伤。

(5)痰液黏稠时,可配合叩击、蒸汽吸入、雾化吸入,以提高吸痰效果。

(6)若使用电动吸引器,连续使用时间不宜过久;贮液瓶内液体达 2/3 时,应及时倾倒,以免液体过多吸入马达内损坏仪器。贮液瓶内应放少量消毒液,使吸出液不致黏附于瓶底,便于清洗消毒。

(7)如果患者有明显的血氧饱和度下降的问题,建议吸痰前提高氧浓度。

第三节　胃管置入术

▶ **学习要点**

1. 插管长度

一般成人的插管长度为 45～55cm,应根据患者身高等确定。

2. 验证胃管是否在胃内

(1)将胃管开口端置于水中,无气泡产生,证明胃管在胃内。

(2)用注射器抽吸出胃液。

(3)用注射器注入 10mL 空气,用听诊器在胃部可听见气过水声。

▶ **目的**

(1)胃肠减压。

(2)对不能经口进食的患者,用胃管供给食物和药物,以维持患者营养和治疗的需要。

▶ **适应证**

(1)昏迷。

(2)口腔疾患或口腔手术后,胃肠道梗阻。

（3）不能张口的疾病，如破伤风。

（4）其他，如早产、病情危重、拒绝进食等。

禁忌证

上消化道出血、食管癌、食管梗阻、胃底静脉曲张者不宜行胃管置入术。

物品准备

治疗车、治疗盘、PDA 扫描仪、一次性胃管、液状石蜡、纱布、50mL 注射器、手电筒、听诊器、一次性换药包、纸巾、胶布、标识、橡皮筋、别针、盛温开水的水杯、棉签、鼻饲液（38～40℃）、弯盘、手消毒液、生活垃圾桶等。

操作步骤

1. 插胃管

（1）按要求着装，洗手，戴口罩。

（2）核对医嘱，准确无误。

（3）了解患者病情、意识、心理状态、营养状况、胃肠道功能及配合程度。

（4）观察患者鼻腔黏膜有无肿胀、炎症，有无鼻中隔偏曲及鼻息肉等。

（5）向患者解释操作目的、注意事项、配合方法，评估环境。

（6）备齐用物（图 3-22），放置合理。

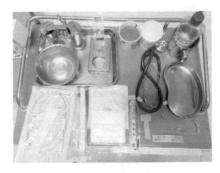

图 3-22　物品准备

（7）携执行单及用物到患者床旁，PDA 核对患者，做好解释。

（8）根据病情选择合适卧位，铺治疗巾，清洁鼻腔，确定剑突位置（图 3-23）。

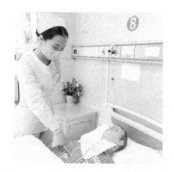

图 3-23　确定剑突位置

（9）戴手套，检查胃管是否通畅，测量插入胃管的长度（鼻尖—耳垂—剑突或发际—剑突）（图 3-24），润滑胃管前端（图 3-25）。

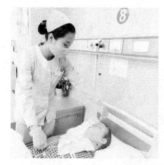

图 3-24　测量插入胃管的长度

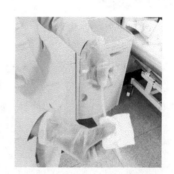

图 3-25　润滑胃管前端

（10）再次核对后，自患者鼻孔缓慢插入胃管（图 3-26），插至 15～20cm 时嘱患者做吞咽动作，并顺势轻轻插入。如不能配合者，左手将患者头部托起，使下颌靠近胸骨柄，将胃管沿后壁滑行缓缓插入至预定长度（颈椎骨折患者禁用），观察患者反应（掌握发生恶心呕吐、呼吸困难、呛咳发绀、插入不畅的应对方法），查看胃管是否盘在口腔。脱手套，初步固定胃管于鼻翼（图 3-27）。

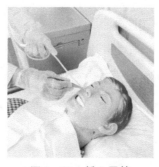

图 3-26　插入胃管

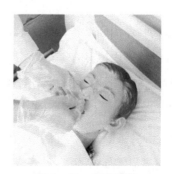

图 3-27　固定胃管

(11)通过回抽胃液(图3-28)、听气过水音(图3-29)或观察有无气泡逸出(图3-30)的方法确认胃管是否在胃内。确认在胃内后,妥善固定并贴标识。洗手,核对后在执行单签字。

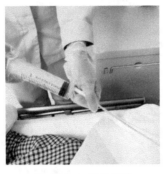

图3-28　回抽胃液

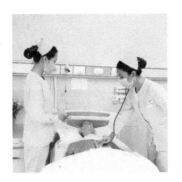

图3-29　听气过水音

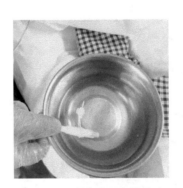

图3-30　观察有无气泡逸出

2.鼻饲

(1)回抽胃液并评估胃内残余量,如有异常及时报告。自胃管注入少量温开水。

(2)鼻饲,遵医嘱准备营养液(营养液现配现用,粉剂应均匀搅拌,配制后的营养液放置于冰箱内冷藏,24小时用完;特殊用药前后用约30mL温水冲洗胃管,药片或药丸经研碎、溶解后注入胃管),一般采取半坐位。一手反折胃管末端,另一手抽吸营养液,缓慢匀速输注营养液后(图3-31),注入30~50mL温开水,之后封堵胃管,妥善固定,也可以使用肠内营养输注泵将营养液加温泵入。

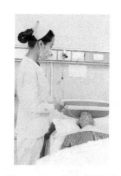

图 3-31 输注营养液

(3)长期留置胃管时,每日用油膏涂拭鼻腔黏膜,轻轻转动鼻胃管,进行口腔护理,定期(或按照说明书)更换胃管。胃造口、空肠造口者,要保持造口周围皮肤干燥、清洁。

(4)整理用物,记录鼻饲种类、量,交代注意事项。

3.拔管

(1)核对:携执行单及用物至床旁,核对床号、床头卡及患者姓名,做好解释,置弯盘于患者颌下,松解胃管,戴手套。

(2)移动:封严胃管末端,轻微移动胃管,指导患者配合的方法。

(3)拔管:一手持纱布靠近鼻孔包裹胃管(图 3-32),嘱患者深呼吸,在呼气时缓慢拔管,到咽喉处快速拔出。置胃管于弯盘内,脱手套。

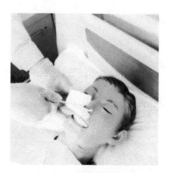

图 3-32 纱布包裹胃管

(4)清洁:协助患者漱口,清洁面部,擦去胶布痕迹,观察患者反应。病情允许者输注营养液后 30 分钟保持半卧位,避免搬动患者或可能引起误吸的操作。洗手,在执行单上签字。

(5)整理床单位,协助患者取舒适卧位,洗手;处理用物,分类放置;洗手,记录鼻饲量以及鼻饲中、后患者的反应。

▶ **注意事项**

(1)插管时动作应轻柔,避免损伤食管黏膜,尤其是通过食管 3 个狭窄部位(环状软骨水平处、平气管分叉处、食管通过膈肌处)时。

(2)插入胃管至 10～15cm(咽喉部)时,若为清醒患者,嘱其做吞咽动作;若为昏迷患者,则用左手将其头部托起,使其下颌靠近胸骨柄,以利于插管。

(3)插入胃管的过程中,如果患者出现呛咳、呼吸困难、发绀等,表明胃管误入气管,应立即拔出胃管。

(4)每次鼻饲前应证实胃管在胃内且通畅,并用少量温水冲管后再进行喂食。鼻饲完毕后再次注入少量温开水,以防止鼻饲液凝结于胃管。

(5)鼻饲液温度应保持在 38～40℃,避免过冷或过热;新鲜果汁与奶液应分别注入,防止产生凝块堵塞胃管;药片应研碎、溶解后注入。

(6)食管静脉曲张、食管梗阻的患者禁止使用鼻饲法。

(7)长期鼻饲者应每天进行 2 次口腔护理,并定期更换胃管,普通胃管每周更换 1 次,硅胶胃管每月更换 1 次。

第四节　导尿术

▶ **学习要点**

(1)操作过程严格遵循无菌技术操作原则,预防尿路感染的发生。

(2)熟练掌握初步消毒顺序,即由外向内、自上而下;再次消毒顺序,即由内向外、自上而下。每个棉球限用一次。

(3)女性尿道与阴道临近,导尿时应仔细辨认尿道外口,以免误入阴道。

(4)男性尿道有 2 个弯曲,在插管时需提起阴茎,使其与腹壁成 60°,使耻骨前弯消失,利于插管。

(5)插尿管时动作要轻柔,切忌用力过快、过猛而损伤尿道黏膜。

(6)为膀胱高度膨胀的尿潴留患者导尿时,第一次放尿量不得超过 1000mL,以免导致患者虚脱和血尿。

目的

(1)为尿潴留患者引流出尿液,以减轻其痛苦。

(2)协助诊断,如留取未受污染的尿液标本做细菌培养,测定膀胱容量、压力及残余尿量,进行膀胱或尿道造影等。

(3)为膀胱肿瘤患者进行膀胱灌注化疗。

适应证

(1)尿潴留、充溢性尿失禁。

(2)获得未受污染的尿标本。

(3)尿流动力学检查,测定膀胱容量、压力及残余尿量。

(4)危重患者抢救。

(5)行膀胱检查(膀胱造影、膀胱内压测量)。

(6)膀胱内灌注药物。

(7)腹部及盆腔器官手术前准备。

(8)膀胱、尿道手术或损伤。

禁忌证

(1)急性下尿路感染。

(2)女性月经期。

(3)尿道损伤后完全断裂。

(4)尿道狭窄及先天性畸形,导尿管无法插入。

操作前准备

1. 操作者准备

(1)着装整洁,洗手,戴帽子、口罩。

(2)评估患者年龄、病情、膀胱充盈度、配合程度、会阴部皮肤黏膜情况,了解患者意识状态、生命体征及心理状态等。

2. 患者准备

(1)患者及其家属要了解导尿的目的、意义、操作过程、配合要点及注意事项。

(2)清洁外阴,做好导尿准备。若患者无自理能力,应协助其进行外阴清洁。

3.环境准备

(1)环境清洁、安静,光线充足。

(2)酌情关好门窗,保持合适的室温。

(3)用屏风或围帘遮挡患者,注意保护患者隐私。

4.物品准备

(1)治疗车上层:一次性无菌导尿包,包括初步消毒、再次消毒和导尿的用物。初步消毒物品有方盘1个、镊子1把、消毒液棉球数个、纱布1块、手套1支;再次消毒及导尿物品有外包治疗巾1条、手套1副、孔巾1条、弯盘1个、消毒液棉球4个、镊子2把、方盘1个、导尿管1根、自带无菌液体的10mL注射器1支、润滑油棉球2个、集尿袋1个、标本瓶1个、纱布1或2块)。另还有免洗手消毒液、一次性垫巾(或小橡胶单和中单)、弯盘。

导尿管的种类:一般分为单腔导尿管、双腔导尿管、三腔导尿管。单腔导尿管一般用于一次性导尿及膀胱灌注治疗,双腔导尿管用于留置导尿,三腔导尿管用于膀胱冲洗或向膀胱内注射药物。双腔导尿管和三腔导尿管均有一个气囊腔,用于将导尿管头端固定在膀胱内防止脱落。应根据患者情况选择合适的导尿管。

(2)治疗车下层:生活垃圾桶、医疗垃圾桶、浴巾。

(3)其他:围帘或屏风。

(4)检查:检查无菌导尿包的有效期及密封性、免洗手消毒液的有效期。

▶▶操作步骤

1.女性导尿术

(1)核对、解释:携用物至床旁,核对患者床号、姓名及腕带,向患者解释导尿的目的并交代注意事项。

(2)准备体位:操作者站在患者右侧,松开床尾盖被,帮助患者脱去对侧裤腿,盖在近侧腿部,并盖上浴巾,对侧腿用盖被遮盖。协助患者取屈膝仰卧位(图3-33),两腿充分外展,暴露外阴。将一次性垫巾铺于患者臀下,弯盘置于近外阴处。用免洗手消毒液消毒双手。

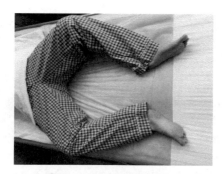

图 3-33 屈膝仰卧位

(3)初步消毒:核对检查并打开导尿包,取出初步消毒用物置于两腿之间(图3-34)。操作者左手戴手套,将消毒液棉球倒入方盘内;右手持镊子夹取消毒液棉球初步消毒阴阜(图3-35)、大腿内侧上1/3(图3-36)、大阴唇(图3-37),左手取无菌纱布分开大阴唇,消毒小阴唇(图3-38)、尿道口至会阴部(图3-39)。后将污棉球、纱布、镊子置弯盘内。消毒完毕后,脱下手套置弯盘内,将弯盘置于治疗车下层,方盘移至床尾。

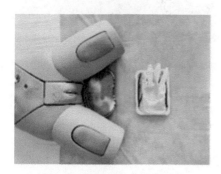

图 3-34 取出初步消毒用物

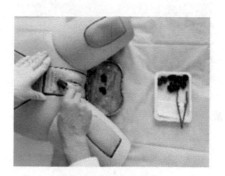

图 3-35 消毒阴阜

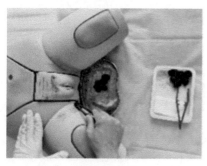

图 3-36 消毒大腿内侧上1/3

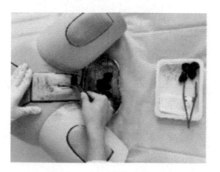

图 3-37 消毒大阴唇

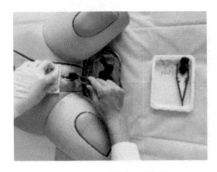

图 3-38　消毒小阴唇

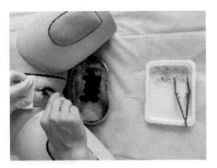

图 3-39　消毒尿道口至会阴

（4）打开导尿包：将导尿包放在患者两腿之间，按无菌技术操作原则打开治疗巾（图 3-40），戴好无菌手套，取出孔巾，铺在患者的外阴处并暴露会阴部（图 3-41）。

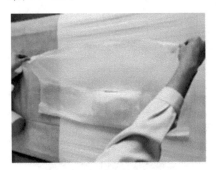

图 3-40　打开治疗巾

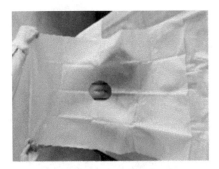

图 3-41　铺孔巾

（5）按操作顺序整理用物：向导尿管气囊内注水后抽空，检查气囊是否完好（图 3-42）；用润滑液棉球润滑导尿管前段（图 3-43）；根据需要连接导尿管和集尿袋的引流管；将消毒液棉球置于弯盘内。

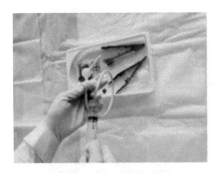

图 3-42　检查气囊

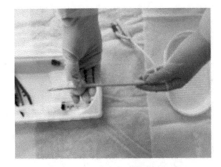

图 3-43　润滑导尿管前段

（6）再次消毒：将弯盘置于患者外阴处，左手用无菌纱布分开并固定小阴唇，右手持镊子夹取消毒液棉球,分别消毒尿道口、两侧小阴唇,后将污棉球、弯盘、镊子放于床尾弯盘内。

(7)导尿:根据导尿的目的完成导尿操作。

一次性导尿:左手继续用无菌纱布分开并固定小阴唇,将方盘置于孔巾口旁,嘱患者张口呼吸。右手用另一把镊子夹持导尿管,对准尿道口轻轻插入尿道4~6cm(图3-44),见尿液流出再插入1~2cm,松开左手,下移固定导尿管,将尿液引流至集尿袋内至合适量。如需做尿培养,则弃去前段尿液,用无菌标本瓶接取中段尿液5mL,盖好瓶盖放置于稳妥处(操作结束后将尿液标本贴标签后送检)。导尿完毕,轻轻拔出导尿管(图3-45),撤下孔巾,擦净外阴。

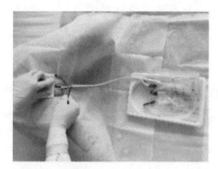

图3-44 插尿管

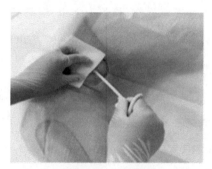

图3-45 拔尿管

留置导尿:左手继续用无菌纱布分开并固定小阴唇,将方盘置于孔巾口旁,嘱患者张口呼吸。右手用另一把镊子夹持导尿管,对准尿道口轻轻插入4~6cm,见尿液流出后再插入5~7cm,将尿液引流至集尿袋内。连接注射器,根据导尿管上注明的气囊容积向气囊注入等量的无菌溶液(图3-46),轻拉导尿管有阻力感,即证明导尿管固定于膀胱内。导尿成功后,夹闭引流管,撤下孔巾,擦净外阴,将集尿袋固定于床沿低于膀胱位置(图3-47),开放引流管,保持引流通畅。

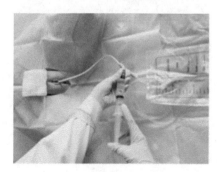

图3-46 注入无菌溶液

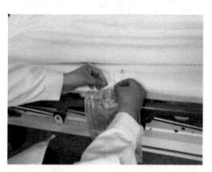

图3-47 固定集尿袋

(8)操作后处理:①整理用物,撤出患者臀下的一次性垫巾,整理导尿用物,脱去手套。导尿用物按医疗废弃物分类处理。②安置患者,协助患者穿好裤子,取舒适卧位,保护患者隐私,整理床单位。③询问患者感受,观察患者反应及排尿情况,交代注意事项,并记录导尿时间、尿量、尿液颜色及性质等情况。

2.男性导尿术

(1)核对、解释:携用物至床旁,核对患者床号、姓名及腕带,向患者解释导尿的目的并交代注意事项。

(2)准备体位:操作者站在患者右侧,松开床尾盖被,帮助患者脱去对侧裤腿,盖在近侧腿部,并盖上浴巾,对侧腿用盖被遮盖。协助患者取屈膝仰卧位,两腿充分外展,暴露外阴。将一次性垫巾铺于患者臀下,弯盘置于近外阴处。用免洗手消毒液消毒双手。

(3)初步消毒:核对检查并打开导尿包,取出初步消毒用物置于两腿之间。左手戴手套,将消毒液棉球倒入方盘内,右手持镊子夹取消毒液棉球初步消毒阴阜(图 3-48)、大腿内侧上 1/3(图 3-49)、阴茎(图 3-50)、阴囊(图 3-51),左手取无菌纱布裹住阴茎并将包皮向后推暴露尿道口,自尿道口向外、向后旋转擦拭尿道口、龟头及冠状沟(图 3-52)。后将污棉球、纱布、镊子置弯盘内。消毒完毕后,脱下手套置弯盘内,将弯盘置于治疗车下层,方盘移至床尾。

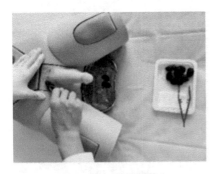

图 3-48　消毒阴阜

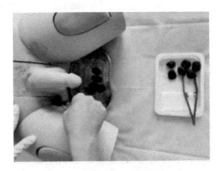

图 3-49　消毒大腿内侧上 1/3

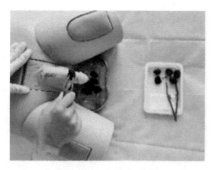

图3-50 消毒阴茎

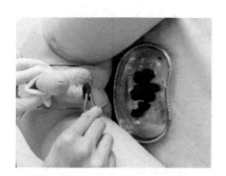

图3-51 消毒阴囊

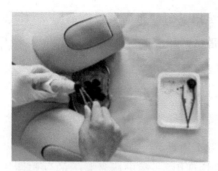

图3-52 消毒尿道口、龟头、冠状沟

（4）打开导尿包：将导尿包放在患者两腿之间，按无菌技术操作原则打开治疗巾，戴好无菌手套，取出孔巾，铺在患者的外阴处并暴露阴茎。

（5）按操作顺序整理用物：向导尿管气囊内注水后抽空，检查气囊的完好性；用润滑液棉球润滑导尿管前段；根据需要连接导尿管和集尿袋；将消毒液棉球置于弯盘内。

（6）再次消毒：将弯盘置于患者外阴处，左手取无菌纱布提起阴茎并将包皮向后推，暴露尿道口，右手持镊子夹消毒液棉球向外、向后旋转消毒尿道口、龟头及冠状沟，再用一个棉球加强消毒尿道口，后将污棉球、镊子、弯盘放于床尾弯盘内。

（7）导尿：根据导尿的目的完成导尿操作。

一次性导尿：左手继续用无菌纱布固定并提起阴茎，使其与腹壁成60°（图3-53），将方盘置于孔巾口旁，嘱患者张口呼吸。右手用另一把镊子夹持导尿管，对准尿道口轻轻插入尿道20～22cm（图3-54），见尿液流出再插入1～2cm，松开左手下移固定导尿管，将尿液引流至集尿袋内至合适量。如需做尿培养，则弃去前段尿液，用无菌标本瓶接取中段尿液5mL，盖好瓶盖放置于稳妥处（操作结束后将尿标本贴标签后送检）。导尿完毕，轻轻拔出导尿管，撤下孔巾，擦净外阴。

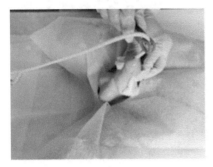

图 3-53　阴茎与腹壁成 60°

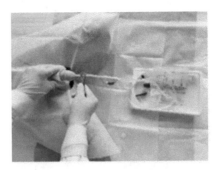

图 3-54　给男患者插尿管

留置导尿：左手继续用无菌纱布固定并提起阴茎，使其与腹壁成 60°，将方盘置于孔巾口旁，嘱患者张口呼吸。右手用另一把镊子夹持导尿管，对准尿道口轻轻插入 20~22cm，见尿液流出后再插入 5~7cm，将尿液引流至集尿袋内。连接注射器，根据导尿管上注明的气囊容积向气囊注入等量的无菌溶液，轻拉导尿管有阻力感，即证明导尿管固定于膀胱内。导尿成功后，夹闭引流管，撤下孔巾，擦净外阴，将集尿袋固定于床沿低于膀胱位置，开放引流管，保持引流通畅。

（8）操作后处理：①整理用物，撤出患者臀下的一次性垫巾，整理导尿用物，脱去手套。导尿用物按医疗废弃物分类处理。②安置患者，协助患者穿好裤子，取舒适卧位，保护患者隐私，整理床单位。③询问患者感受，观察患者反应及排尿情况，交代注意事项，并记录导尿时间、尿量、尿液颜色及性质等情况。

▶ 注意事项

（1）严格执行查对制度和无菌技术操作原则。

（2）在操作中注意保护患者的隐私，并采取适当的保暖措施，防止患者着凉。

（3）导尿过程中，嘱患者勿移动肢体，保持原有的体位，以避免污染无菌区。

（4）对膀胱高度膨胀且极度虚弱的患者，第一次放尿量不得超过 1000mL。大量放尿可使腹腔内压急剧下降，血液大量滞留在腹腔内，导致患者因血压下降而虚脱；另外，膀胱内压突然降低，还可导致膀胱黏膜急剧充血，发生血尿。

（5）为女患者导尿时要仔细辨认尿道外口的位置，如导尿管误入阴道，应更换无菌导尿管，然后重新插管。

（6）男性尿道较长，有 3 个狭窄（尿道内口、尿道膜部、尿道外口）、2 个弯曲（耻骨前弯、耻骨下弯），在插管过程应提起阴茎使其与腹壁成 60°，使耻骨前弯消失，以利于插管。切忌用力过猛、过快而损伤尿道黏膜。

（7）气囊导尿管固定时注意不能过度牵拉尿管,以防膨胀的气囊卡在尿道内口压迫膀胱壁或尿道,导致黏膜组织损伤。

▶ 并发症及处理

1.尿路感染

导尿相关的尿路感染是医院感染中最常见的感染类型,感染方式主要为逆行感染。其危险因素包括患者自身状态、导尿管置入方法、导尿管留置时间、导尿管护理质量和抗菌药物临床使用等。针对危险因素,应加强导尿管相关尿路感染的预防与控制工作。置管前严格掌握留置导尿管的适应证;检查无菌导尿包的完好性;对留置导尿管的患者,采用密闭式引流装置,并告知患者留置导尿管的目的、配合要点和置管后的注意事项。置管时严格遵循无菌技术操作原则,如导尿管被污染,应当重新更换无菌导尿管。置管后保持尿液引流通畅,避免打折、堵塞;集尿袋固定于膀胱水平以下,以防止尿液逆流;任何时候均应防止移动和牵拉导尿管;保持尿道口清洁,定期更换集尿袋和导尿管。鼓励患者多饮水,达到自然冲洗尿路的目的。如患者出现尿路感染,应及时更换导尿管,并留取尿液进行微生物病原学检查,必要时应用抗生素治疗。

2.尿道损伤

导尿时选择的导尿管型号过大或者导尿管突然被外力(如患者烦躁或翻身)牵拉,易造成尿道损伤;导尿管气囊卡在尿道内口,气囊压迫膀胱壁或尿道,也会造成尿道黏膜损伤。医务人员应正确选择导尿管,最大限度地降低尿道损伤。置管时动作要轻柔,置管后将导尿管固定稳妥,以防止脱出,从而避免损伤尿道黏膜。

3.气囊破裂致膀胱异物

导尿管气囊内注入液体过多、压力过大或导尿管自身问题可能会导致气囊破裂。插管前认真检查气囊质量,导尿时应根据导尿管上注明的气囊容积向气囊注入等量的无菌溶液。如发生气囊破裂,应及时请泌尿外科会诊。

4.拔管困难

因未抽净气囊内的液体,盲目拔管或向气囊注入的生理盐水结晶,会导致拔管困难。因此,拔管前应认真观察抽出的溶液量,在证明气囊内的液体被完全抽吸干净后再拔管。必要时行超声检查。建议向气囊注入无菌注射用水。

第五节　三腔二囊管止血法

　　三腔二囊管止血法是用于食管-胃底静脉曲张出血的一种有效方法,多用于急性大出血的抢救。它是一种用于稳定患者病情的暂时性措施。放置三腔二囊管之后,一般仍需联合其他更具针对性的治疗(如降低门脉压力的药物、内镜治疗或经颈静脉肝内门腔静脉内支架分流术等),以达到确切止血的效果。

　　三腔二囊管是由位于体外的三腔和体内的两囊组成的。三腔分别为食管囊注气腔、胃囊注气腔和胃管吸引腔,二囊分别为胃囊和食管囊。二囊充气后,体外牵拉可压迫胃底和食管的曲张静脉,达到压迫止血的目的。

学习要点

　　学习三腔二囊管的构造,明确其仅适用于食管-胃底静脉曲张的出血治疗。

　　重点:掌握三腔二囊管的操作步骤及注意事项。

适应证

　　本止血法适用于食管-胃底静脉曲张破裂所致的出血。

禁忌证

　　(1)严重的冠心病、高血压和心衰患者。

　　(2)考虑有咽部、食管狭窄时。

　　(3)患者无法配合或者意识不清。

物品准备

　　三腔二囊管、3个止血钳、血压计、50mL的注射器、0.5kg沙袋或重物、滑轮牵引装置(或外科绷带)、负压吸引装置、液状石蜡、棉签、无菌纱布、治疗盘、无菌生理盐水等。

操作步骤

1.患者准备

　　做好个人防护,与患者沟通征得其配合。对躁动不安或不合作的患者,可注射安定 5～10mg。清除患者鼻腔内的结痂及分泌物。

2. 插入前准备

检查三腔二囊管的食管囊和胃囊有无漏气(图 3 - 55),检查胃腔的管道是否通畅;找到管壁上 45cm、60cm、65cm 三处的标记;确认食管囊、胃囊和胃管对应的三腔外口。抽尽双囊内气体,将三腔管前端及气囊表面涂以液状石蜡。

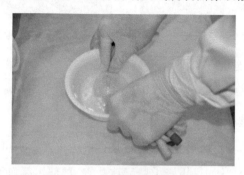

图 3 - 55　检查双囊有无漏气

3. 插入操作

(1)将三腔管从患者鼻腔送入(图 3 - 56),达咽部时嘱患者做吞咽动作,使三腔管顺利送入至 65cm 标记处,如能由胃管抽出胃内容物(或注气听诊有气过水声),表示胃管端已至胃内。

(2)用注射器向胃囊注入空气 200～300mL,用血管钳将此管腔钳住。

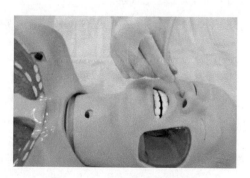

图 3 - 56　从鼻腔送入三腔管

(3)将三腔管向外牵拉,感觉有弹性阻力时,表示胃气囊已压于胃底部。再以 0.5kg 的重物通过滑车持续牵引三腔管(图 3 - 57),以达到充分压迫的目的。在三腔管近鼻孔处做标记(图 3 - 58)。

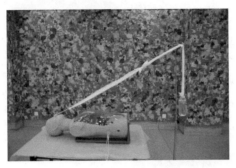
图 3-57 持续牵引三腔管

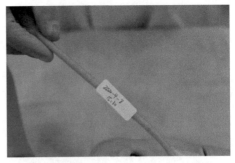
图 3-58 在三腔管近鼻孔处做标记

（4）经观察仍未能止血者，再向食管囊内注入空气 100～200mL（囊内压 30～40mmHg），然后钳住此管腔，以直接压迫食管下段曲张的静脉。

4. 观察治疗效果

定时从胃管内抽吸胃内容物，以观察是否继续出血。也可自胃管腔道给予局部止血药物以进行治疗，如去甲肾上腺素冰盐水、局部用凝血酶等。

◐ **术后处理**

（1）每 2～3 小时检查气囊内压力一次，如压力不足应及时注气维持压力，防止其在重物牵拉下外滑。

（2）每 8～12 小时食管囊放气并放松牵引一次，同时将三腔管再稍深入，使胃囊与胃底黏膜分离，放气前先口服液状石蜡 15～20mL，以防胃底黏膜与气囊粘连或坏死。15～30 分钟后再给气囊充气加压。

（3）胃囊可先压迫 24 小时，后每 12 小时放气一次，每次 15～30 分钟，直至出血停止。

（4）出血停止后可再压迫 12～24 小时。后取下牵引装置，并将食管气囊和胃气囊放气，继续留置于胃内观察 24 小时。如未再出血，可嘱患者口服液状石蜡 15～20mL，然后抽尽双囊气体，缓缓将三腔管拔出。

◐ **注意事项**

（1）三腔二囊管止血法仅为临时的止血措施，有较多的并发症和较高的再出血率，并且很多肝硬化患者还合并有其他并发症，因此应根据患者的个体情况和其他止血方法的可行性进行综合评估后选择合适的止血方法。

（2）操作时及术后注意检测患者的生命体征，观察呼吸、循环情况，患者一旦出现明显呼吸困难、烦躁不安、胸骨后不适或心律失常,应注意是否为食管囊压力过高(不可超过45mmHg)或胃囊滑脱进入食管压迫气管(鼻孔外标记外移),需及时调整三腔管的位置或压力。

(3)患者置管后应侧卧或头偏向一侧,以利于排出咽喉部的分泌物或血液,防止发生误吸。

(4)放置三腔二囊管后,仍需积极联合其他更具针对性的治疗,如内镜下套扎、硬化剂或组织胶注射、介入下弹簧圈置入或经颈静脉肝内门腔静脉内支架分流术等。

复习思考题

一、选择题

1. 长期吸氧的患者最好采用( )

 A. 鼻塞法吸氧

 B. 单侧鼻导管法吸氧

 C. 头罩法吸氧

 D. 面罩法吸氧

 E. 氧气枕吸氧

2. 吸氧时流量为4L/min,其氧浓度为( )

 A. 29% B. 33% C. 37% D. 41% E. 45%

3. 吸痰前应该调节负压,成人应为( )

 A. 300～400kPa B. 40～53.3kPa C. 30～40kPa

 D. 40kPa E. 30kPa

4. 储液袋内吸出痰液一般不超过( )时,应及时更换。

 A. 1/2 B. 1/3 C. 2/3 D. 3/4 E. 3/5

5. 电动吸引器吸痰利用了( )的原理。

 A. 正压原理 B. 负压原理

 C. 空吸原理 D. 虹吸原理

6. 鼻饲时,鼻饲液适宜的温度是(　　)

　　A. 35～38℃　　　　　　　　B. 41～42℃

　　C. 38～40℃　　　　　　　　D. 30～32℃

　　E. 43～44℃

7. 胃管插入胃内的长度为(　　)

　　A. 从前发际至剑突,长 45～55cm

　　B. 从鼻尖至剑突,长 35～40cm

　　C. 从眉心至剑突,长 40～45cm

　　D. 从眉心到脐,长 60～70cm

　　E. 从耳垂至剑突,长 55～60cm

8. 确认胃管在胃内的方法,下面正确的是(　　)

　　A. 胃管内注入 10～20mL 空气

　　B. 胃管内注入 10～20mL 温开水

　　C. 将胃管置入水中,向胃管内注入 10～20mL 空气

　　D. 从胃管内抽出胃液

　　E. 向胃管内注入 10mL 生理盐水能听到气过水声

二、简答题

　　1. 氧浓度和氧流量如何换算?

　　2. 吸氧的注意事项有哪些?

　　3. 吸痰法的注意事项有哪些?

　　4. 吸痰的目的是什么?

　　5. 鼻饲法的适应证有哪些?

　　6. 鼻饲法的注意事项有哪些?

　　7. 插入三腔二囊管的适应证和禁忌证是什么?

　　8. 三腔二囊管插入气管内患者会有何种表现?

附：实践技能考试操作项目及评分标准

表 3-1 吸氧术操作要点及考核评分标准

项目	操作要点	分值（分）	评分（分）	扣分及说明
仪表（2分）	仪表端庄，服装整洁，不留长指甲，符合着装要求	2		
评估（15分）	1.核对医嘱	2		
	2.评估患者病情、意识、生命体征、呼吸状况、缺氧程度、血气分析结果、鼻腔状况及环境是否安全	6		
	3.向患者及家属解释目的、方法、配合要点等，询问是否需要解大小便	2		
	4.评估中心供氧系统是否完好，打开流量表开关，检查有无漏气，关闭开关	5		
操作前（5分）	1.护士准备（衣帽整洁、洗手、戴口罩）	2		
	2.备齐用物，放置合理	2		
	3.环境安静整洁，无明火和热源	1		
吸氧（32分）	1.核对：携执行单及用物至患者床旁，核对患者，做好解释	4		
	2.协助患者取舒适卧位，用棉签清洁双侧鼻孔	4		
	3.连接流量表、湿化瓶、吸氧管	5		
	4.将鼻塞放于水中，检查是否通畅，关闭流量表，用干棉签擦干鼻塞	5		
	5.打开流量表，根据病情调节氧流量，低流量为1～2L/min，中流量为3～4L/min，高流量为5～6L/min	5		
	6.将鼻塞轻轻插入鼻孔，妥善固定	5		
	7.协助患者取舒适卧位，记录吸氧开始时间和流量	2		
	8.整理用物，洗手，处理医嘱，执行者签字	2		
停氧（22分）	1.评估患者缺氧改善情况	2		
	2.取下鼻导管，关闭流量表开关	8		
	3.清洁面部，取下湿化瓶、流量表	4		
	4.协助患者取安全舒适体位，整理床单位，将呼叫器放于患者触手可及处	6		
	5.处理用物，洗手，记录停氧时间，处理医嘱，执行者签字	2		

项目	操作要点	分值 (分)	评分 (分)	扣分 及说明
操作后 (4分)	1. 整理用物,垃圾分类处理	2		
	2. 洗手	2		
指导要点 (10分)	1. 告知患者进食和饮水时暂停吸氧,防止误吸或咽入气体过多引起腹胀	3		
	2. 嘱患者及家属不可自行摘除鼻塞或随意调节氧流量	3		
	3. 吸氧过程中如有不适,应及时告知医护人员	2		
	4. 告知患者有关用氧的安全知识,用氧时远离明火	2		
综合评价 (10分)	1. 操作熟练,符合规范要求	2		
	2. 安全用氧,做好"四防"	2		
	3. 严格遵守给氧操作规则(用氧前:先调流量,再插管;停用前:先取鼻导管,再关开关)	3		
	4. 操作中与患者沟通良好	3		

表 3-2 吸痰术操作要点及考核评分标准

项目	操作要点	分值 (分)	评分 (分)	扣分 及说明
仪表 (5分)	仪表端庄,服装整洁,不留长指甲,按要求着装	5		
评估 (15分)	1. 评估患者病情、意识状态、呼吸状况、呼吸道分泌物排出能力、生命体征、吸入气氧流量及缺氧情况(呼吸困难、血氧饱和度、血气分析结果、发绀等)	4		
	2. 借助手电筒评估患者口、鼻黏膜的情况,取下活动的义齿。听诊肺部呼吸音,评估肺部分泌物的量、黏稠度、部位,鼓励并指导患者深呼吸,进行有效咳嗽和咳痰	6		
	3. 对清醒患者应进行解释,取得患者配合,询问有无如厕需求	3		
	4. 评估环境,包括温湿度适宜、安静整洁、光线适中	2		
操作前 (5分)	1. 洗手,戴口罩	2		
	2. 用品齐全,清洁适用,摆放有序,便于操作	3		

项目	操作要点	分值（分）	评分（分）	扣分及说明
操作过程（50分）	1.携用物至床旁,核对床号、床头卡、姓名,向患者解释	2		
	2.安装储液瓶,连接负压吸引装置,调节负压,检查吸引装置各处连接是否严密,是否漏气	5		
	3.适当调高吸入气氧流量至 8～10L/min（先分离,后调节）,防止低氧血症	2		
	4.拍背,抬高床头 30°,协助患者将头转向操作者,垫清洁纸巾于患者口角旁,用免洗手消毒液消毒手	5		
	5.打开无菌吸痰罐,倒入适量生理盐水,注明灭菌用水打开日期及时间;撕开吸痰管外包装前端	5		
	6.一手戴无菌手套,将吸痰管抽出并盘绕于无菌手中,根部与负压管相连;另一手打开吸引器开关,调节负压	5		
	7.润滑吸痰管,试吸以确认其是否通畅	3		
	8.阻断负压,将吸痰管插入患者鼻腔,经咽喉部到达气管。吸痰时边上提边旋转吸引,自深部向上分次吸净气道深处、口腔、鼻腔的痰液	15		
	9.每次吸痰时间少于 15 秒,冲洗吸痰管和负压吸引管,如需再次吸痰,应重新更换吸痰管;每次吸痰后都应将吸痰罐内的灭菌用水吸净	5		
	10.吸痰完毕,用非无菌手关上吸引器开关,分离吸痰管,反脱手套将吸痰管包裹,弃于医疗垃圾桶,消毒手	3		
操作后（13分）	1.吸痰后密切观察患者的痰液情况、病情、生命体征,待血氧饱和度升至正常水平后将吸入气氧流量调至合理水平（先分离,后调节）	4		
	2.及时清理留在患者面部的污物,观察鼻腔黏膜,如有污物需及时清理;整理床单位,协助患者取舒适体位,向患者进行健康宣教	4		
	3.整理用物,若发现痰液里带鲜血,提示患者黏膜破损,应暂停吸痰（口述）;若使用电动吸引器,储液瓶内吸出液大于 2/3 时,应及时倾倒（口述）;按垃圾分类处理用物（若不需要床旁备用,则拆除负压吸引管,弃于医疗垃圾桶内）	3		
	4.洗手,记录（吸痰时间、痰液性质、口鼻黏膜情况）,签字,报告操作完毕	2		

续表 3-2

项目	操作要点	分值（分）	评分（分）	扣分及说明
综合评价（12分）	1.严格执行无菌技术操作，动作轻柔敏捷，每次吸痰时间不超过15秒，吸引负压合适	4		
	2.吸痰管插入深度合理，吸痰过程中密切关注患者病情及生命体征变化	4		
	3.吸痰效果好（吸痰后听诊，评价吸痰效果）	4		

表 3-3　胃管置入术操作要点及考核评分标准

项目	操作要点	分值（分）	评分（分）	扣分及说明
仪表（5分）	仪表端庄，服装整洁，不留长指甲，按要求着装	5		
评估（10分）	1.将执行单与医嘱核对，确定准确无误	2		
	2.了解患者病情、意识、心理状态、营养状况、胃肠道功能及配合程度	2		
	3.观察患者鼻腔黏膜有无肿胀、炎症，有无鼻中隔偏曲及鼻息肉等	3		
	4.正确解释操作目的、注意事项、配合方法，根据病情协助患者选择半卧位、坐位、仰卧位或侧卧位	3		
操作前（5分）	1.护士准备（衣帽整洁，洗手，戴口罩）	2		
	2.备齐用物，放置合理	2		
	3.环境准备，如环境安静、光线充足	1		
置胃管（30分）	1.携执行单及用物到患者床旁，核对姓名，做好解释	2		
	2.根据病情协助患者选择合适卧位，铺治疗巾，清洁鼻腔，确定剑突位置	2		
	3.戴手套，检查胃管是否通畅，测量插入胃管长度（鼻尖—耳垂—剑突或发际—剑突），润滑胃管前端	6		

项目	操作要点	分值（分）	评分（分）	扣分及说明
置胃管（30分）	4.再次核对后,自鼻孔缓慢插入胃管,插至15～20cm时嘱患者做吞咽动作,并顺势轻轻插入。如不能配合者,左手将患者头部托起,使下颌靠近胸骨柄,将胃管沿后壁滑行缓缓插入至预定长度(颈椎骨折患者禁用),观察患者反应(口述发生恶心呕吐、呼吸困难、呛咳发绀、插入不畅的应对方法),查看胃管是否盘在口腔。脱手套,初步固定胃管于鼻翼	10		
	5.通过回抽胃液、听气过水音或观察有无气泡逸出的方法确认胃管是否在胃内。确认在胃内后,妥善固定并贴标识。洗手,核对后在执行单上签字	10		
鼻饲（15分）	1.确认:回抽胃液并评估胃内残余量,如有异常,及时报告。自胃管注入少量温开水	5		
	2.鼻饲:遵医嘱准备营养液(口述营养液现配现用,粉剂应均匀搅拌,配制后的营养液放置于冰箱内冷藏,24小时用完;特殊用药前后用约30mL温水冲洗胃管,药片或药丸经研碎、溶解后注入胃管),一般采取半坐位。一手反折胃管末端,另一手抽吸营养液,缓慢匀速输注营养液后,注入30～50mL温开水,之后封堵胃管,妥善固定,也可以使用肠内营养输注泵将营养液加温泵入	8		
	3.口述:长期留置胃管时,每日用油膏涂拭鼻腔黏膜,轻轻转动鼻胃管,进行口腔护理,定期(或按照说明书)更换胃管。胃造口、空肠造口者,要保持造口周围皮肤干燥、清洁	2		
拔管（15分）	1.核对:携执行单及用物至床旁,核对床号、床头卡及患者姓名,做好解释,置弯盘于患者颌下,松解胃管,戴手套	4		
	2.移动:封严胃管末端,轻微移动胃管,指导患者配合的方法	2		
	3.拔管:一手持纱布靠近鼻孔包裹胃管,嘱患者深呼吸,在呼气时缓慢拔管,到咽喉处快速拔出。置胃管于弯盘内,脱手套	5		
	4.清洁:协助患者漱口,清洁面部,擦去胶布痕迹,观察患者反应。病情允许者输注营养液后30分钟保持半卧位,避免搬动患者或可能引起误吸的操作。洗手,在执行单上签字	4		

续表 3－3

项目	操作要点	分值（分）	评分（分）	扣分及说明
整理（10分）	1.整理床单位,协助患者取舒适卧位,洗手	4		
	2.处理用物,分类放置	2		
	3.洗手,记录鼻饲量以及鼻饲中、鼻饲后患者的反应,报告操作完毕	4		
综合评价（10分）	1.胃管是否安全、顺利、准确地置入胃内,未造成患者不适和损伤	4		
	2.胃管是否通畅,妥善固定	3		
	3.观察鼻饲过程中、鼻饲后患者胃肠功能情况	3		

表 3－4　导尿术操作要点与考核评分标准

项目	操作要点	分值（分）	评分（分）	扣分及说明
操作前准备（20分）	1.仪表端庄,服装整洁,戴口罩、帽子	3		
	2.洗手方法正确	2		
	3.评估准确、全面	5		
	4.用物齐全,放置合理	5		
	5.环境安静、清洁（关门窗、围屏风）	5		
操作步骤（60分）	1.患者体位正确,舒适保暖	4		
	2.臀下铺中单	3		
	3.初步消毒方法正确（由外向内）	5		
	4.洗手方法正确	3		
	5.打开导尿包方法正确无污染,物品放置合理	5		
	6.戴无菌手套方法正确无污染	5		
	7.铺孔巾方法正确无污染	4		
	8.检查导尿管气囊方法正确	3		
	9.润滑导尿管无污染	3		
	10.再次消毒方法正确（由内向外）	5		
	11.使用无菌镊子,物品无污染	5		
	12.插管方法正确（口述插管深度）	10		
	13.气囊注水及固定尿管方法正确	5		
操作后处置（20分）	1.协助患者整理衣裤、床单位	5		
	2.交代注意事项	5		
	3.用物处理恰当、有序	5		
	4.操作后洗手方法正确,记录及时	5		

第四章

>> 穿刺的基本操作

第一节 动、静脉穿刺术

动脉穿刺术

▶ **学习要点**

(1)能正确描述动脉穿刺的目的及注意事项。

(2)能熟练掌握动脉穿刺标本的采集,方法正确,操作规范。

▶ **目的**

(1)采集动脉血液或建立动脉通道。

(2)判断患者氧合及酸碱平衡状态,进行乳酸和丙酮酸测定,为诊断、治疗、用药提供依据。

▶ **适应证**

(1)麻醉或手术期以及危重患者需要持续监测动脉血压。

(2)动脉血气分析需对氧疗、机械通气等治疗反应进行评估及需对血流动力学进行评估的患者,如严重的出血性休克、心源性休克、心肺复苏术后等。

(3)施行特殊检查或治疗,包括选择性血管造影和治疗、导管置入、血液透析治疗等。

(4)严重休克需急救的患者,经静脉快速输血后情况未见改善,须经动脉提高冠状动脉灌注量及增加有效血容量。

禁忌证

(1)穿刺部位感染(绝对禁忌证)、动脉痉挛及血栓形成。

(2)对凝血功能障碍或重度血小板减少者需谨慎操作(相对禁忌证)。

(3)慢性严重心、肺或肾脏疾病,晚期肿瘤。

操作前准备

1.评估

(1)患者的病情、治疗情况、意识状态及肢体活动能力。

(2)对动脉血标本采集的认知与患者配合程度。

(3)穿刺部位的皮肤及动脉搏动情况。

(4)评估并记录患者体温、氧疗方式、呼吸机参数、吸氧浓度,如患者给氧方式发生改变,应在采血前等待至少 20 分钟,以达到稳定状态。

(5)评估患者凝血功能,如血小板计数、凝血功能情况,是否使用抗凝药物,评估患者有无血液性传染病。

2.解释

向患者及家属做好解释工作。

3.患者准备

(1)让患者了解动脉血标本采集的目的、方法、临床意义、注意事项及配合要点(主要是保持穿刺肢体固定)。

(2)根据采血部位,取舒适体位,暴露穿刺部位。

4.环境准备

环境清洁、安静,光线适宜,必要时用屏风或围帘遮挡。

5.护士准备

衣帽整洁,修剪指甲,洗手,戴口罩。

6.用物准备

(1)消毒剂:首选含量大于 0.5% 的氯己定乙醇溶液作为皮肤消毒剂。如果对氯己定乙醇有使用禁忌,也可使用碘酊、碘伏(聚乙烯吡咯烷酮碘)或 75% 乙醇。

(2)采血器具：采用一次性专用动脉采血器具，条件不具备时可以使用 2mL 注射器（需准备肝素 1 支、0.9％生理盐水 100mL 及无菌橡皮塞 1 个）。

(3)其他：检验申请单、无菌手套、一次性治疗巾、弯盘、小垫枕、免洗手消毒液、冰袋或冰桶（如果无法在采血后 30 分钟内完成检测，应在 0～4℃低温中保存）、生活垃圾桶、医用垃圾桶、锐器回收盒。

▶ 操作步骤

操作步骤以桡动脉穿刺为例。

1.检查

双人核对医嘱、检验单及标签上的名字、床号、住院号、ID 号、检验项目，检查标本容器（动脉血气针或一次性注射器）有无破损、是否符合检验要求，贴标签。

2.核对

携用物至床旁，询问患者床号、姓名，并查对医嘱本、标本标签及床头卡信息是否一致，PDA 扫描患者腕带信息。

3. Allen 实验

(1)嘱患者握拳，同时按压患者尺动脉及桡动脉，阻断手部血供（图 4-1）。

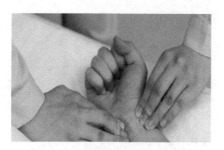

图 4-1　按压尺动脉及桡动脉

(2)数秒后，嘱患者伸开手指，此时手掌因缺血变苍白。

(3)压迫尺动脉的手指抬起，观察手掌颜色恢复的时间。若手掌颜色在 5～15 秒恢复，提示尺动脉供血良好，该侧桡动脉可用于动脉穿刺。若手掌颜色不能在 5～15 秒恢复，提示该侧手掌侧支循环不良，该侧桡动脉不能穿刺。

4.体位

协助患者取坐位或平卧位，前臂外展，掌心向上，手腕下放垫枕，铺治疗巾，手掌稍背伸，暴露穿刺部位。

5.确定穿刺部位

在掌横纹上1～2cm动脉搏动明显处穿刺(图4-2)。

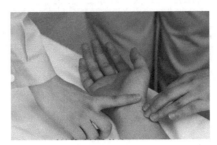

图4-2　确定穿刺部位

6.消毒穿刺部位皮肤

用无菌棉签蘸取消毒液,以穿刺点为中心螺旋式消毒穿刺部位皮肤,直径大于8cm,待干。

7.二次核对信息

PDA扫描腕带及标本标签一致,点执行。

8.再次消毒

用免洗手消毒液(七步洗手法)洗手后,再次消毒穿刺部位皮肤;戴无菌手套或常规消毒操作者左手食指和中指。

9.穿刺

将针栓推到底部,拉到预设位置,除去护针帽,以左手食指和中指固定动脉,右手持动脉血气针与皮肤成45°～90°进针(图4-3)。

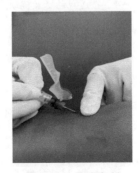

图4-3　动脉穿刺

10. **采血**

见血液顶入注射器时,固定注射器,至血液液面达到预设位置。

11. **拔针**

拔出动脉采血针,用无菌棉签按压穿刺部位5~10分钟。将动脉血气针扣上安全帽,丢弃针头于锐器盒内,螺旋式拧上安全针座帽。

12. **混匀**

颠倒混匀5次,手搓样品管5秒以上以保证抗凝剂完全发挥作用。

13. **穿刺后的处理**

(1)取下治疗巾、垫枕,协助患者取舒适卧位,询问患者需要,整理床单位。

(2)再次核对检验申请单、患者及标本。

(3)向患者交代注意事项。

(4)按医疗废物处理原则清理用物,脱手套,流动水洗手,并做好相关记录。

(5)采血后应立即送检血标本,并在30分钟内完成检测。如进行乳酸检测,需在15分钟内完成检测。如果无法在采血后30分钟内完成检测(需远程运输或外院检测),应在0~4℃低温中保存,存储时应避免温度降至0℃以下,以免细胞中水分子凝固导致细胞破裂,造成标本溶血,致使检测值异常。同时注意在运送过程中避免震荡。

(6)穿刺后观察穿刺部位有无出血、肿胀及疼痛现象,观察采血部位远端肢体末端的颜色及动脉搏动情况,对比双侧肢体是否有差异。

▶ **注意事项**

(1)严格执行查对制度和无菌技术操作原则。

(2)采血过程中保持针尖固定。切勿粗暴地反复穿刺,以免造成动脉壁损伤和出血。

(3)使用一次性注射器穿刺时,穿刺前用注射器抽吸浓度为10~50IU/mL的肝素液1mL,晃动针管,使液体充分湿润管壁,然后排出。但是此法可能影响检测结果的准确性,不推荐使用。

(4)新生儿宜选择桡动脉穿刺,因股动脉穿刺垂直进针时易伤及髋关节。

（5）防止气体逸散。采集血气分析样本，抽血时注射器内不能有空泡，抽出后应立即密封针头，隔绝空气（因空气中氧分压高于动脉血，二氧化碳分压低于动脉血）。做二氧化碳结合力测定时，盛血标本的容器亦应加塞盖紧，避免血液与空气接触过久，影响检验结果，所以采血后应立即送检。

（6）拔针后局部用无菌纱布或沙袋加压止血（禁止使用加压带），以免出血或形成血肿，压迫止血至不出血为止。

（7）患者若有饮热水、洗澡、运动等情况，需休息 30 分钟后再进行采血，避免检查结果不准确。

（8）有出血倾向者慎用动脉穿刺法采集动脉血标本。

并发症及处理

1.动脉痉挛

疼痛、焦虑或其他刺激可能导致一过性动脉痉挛，此时即使穿刺针进入动脉管腔，仍可能无法成功采血。预防处理方法：若确定穿刺针在血管内，可暂停抽血，待血流量增加后，再行抽血，避免反复穿刺；若穿刺未成功，则拔针暂停穿刺，热敷局部血管，待痉挛解除后再次行动脉穿刺。向患者耐心解释操作方法，协助其采取舒适的体位，帮助其放松心情，可降低动脉痉挛的发生率。

2.血肿

动脉压力比静脉压力高，因此动脉穿刺部位更容易出现渗血或血肿。血肿的发生率与患者年龄（老年人动脉壁弹性组织减少，穿刺孔不易闭合）、穿刺针头直径、是否接受抗凝治疗、有无严重凝血障碍等有关。处理方法：血肿较小时，应密切观察肿胀范围有无增大。若肿胀逐渐局限、不影响血流，可不予特殊处理。若肿胀程度加剧，应立即按压穿刺点，局部按压无效时，应给予加压包扎或遵医嘱处理。

3.血栓或栓塞

导管在动脉内放置一段时间后，由于血管内膜受损，可能会发生血栓或栓塞，堵塞导管或血管。动脉栓塞的发生率与导管直径和插管时间成正相关，与动脉直径和动脉血流速度成负相关。动脉和静脉中均有可能形成血栓，但动脉血栓的后果相对严重。用于静脉穿刺的浅表静脉常具有足够的侧支循环,而动脉则不具备。因此,选择动脉穿刺部位时,应优先考虑侧支循环是否良好,否则可能造成远端血栓或栓塞。预防处理方法:应减少同一穿刺点的穿刺次数。拔针后,压迫穿刺点的力度应适中,应做到伤口既不渗血,动脉血流又保持通畅,压迫时以指腹仍有动脉搏动感为宜。若血栓形成,可行尿激酶溶栓治疗。

4.感染

感染多由于未能严格执行无菌技术操作所致。预防及处理方法:穿刺前应慎重选择血管,避开皮肤感染部位。穿刺时须严格遵守无菌原则,遵守操作规范,所使用的穿刺针、导丝、导管均应严格消毒,穿刺时如有污染,应立即更换穿刺工具。对于留置动脉导管的患者,病情稳定后应尽快拔除导管。若怀疑存在导管感染,应立即拔管并送检。拔除导管时,应严格消毒穿刺部位,压迫止血后,用无菌纱布覆盖,弹力绷带包扎。对于发生感染者,可根据医嘱使用抗生素。

5.血管迷走神经反应

穿刺时,若患者出现血管迷走神经反应,可能会导致晕厥,应立即通知医生,协助患者取平卧位,松开扣紧的衣物。为预防出现血管迷走神经反应,采血前可协助患者取平卧位并抬高下肢。儿童可坐在成人的腿上,由家长温柔地抱着,以缓解患儿的紧张、抗拒情绪。

6.留置动脉导管相关的并发症

主要并发症包括导管堵塞、导管脱落、血管痉挛、感染、局部出血、血肿或假性动脉瘤形成。为减少动脉留置针对动脉造成的损伤,建议动脉导管留置的时间最好不超过96小时,间断使用肝素盐水冲洗导管。使用动脉测压管时,应用肝素盐水持续冲洗导管,压力为300mmHg。局部有感染征象时,应及时拔除导管。

静脉穿刺术

▶▶ 学习要点

(1)能正确陈述静脉血液标本采集的基本原则。

(2)能正确描述静脉血液标本采集的目的及注意事项。

(3)能熟练进行静脉穿刺及标本的采集,方法正确,操作规范。

▶ **目的**

(1)全血标本：指的是抗凝血标本，主要用于临床血液学检查，如血细胞计数的分类、形态学检查等。

(2)血浆标本：加抗凝剂的血经离心所得的上清液称为血浆，血浆里含有凝血因子Ⅰ，适合于内分泌激素、血栓和止血检测等。

(3)血清标本：不加抗凝剂的血经离心所得的上清液称为血清，血清里不含有凝血因子Ⅰ，多适合于临床化学和免疫学的检测，如测定肝功能、血清酶、脂类、电解质等。

(4)血培养标本：多适合于培养检测血液中的病原菌。

▶ **适应证**

(1)需要留取静脉血标本的各种血液实验室检查。

(2)需要开放静脉通道输液或进行相关检查治疗的各种情况。

▶ **禁忌证**

穿刺部位有感染的为绝对禁忌证。有明显出血倾向的为相对禁忌证。

▶ **操作前准备**

1.评估

(1)患者的病情、治疗情况、意识状态、肢体活动能力。

(2)对血液标本采集的认知程度及配合程度。

(3)有无生理因素影响，如饮食、运动、饮茶等。

(4)需做的检查项目、采血量及是否需要特殊准备。

(5)静脉充盈度及管壁弹性，穿刺部位的皮肤状况，如有无冻疮、炎症、水肿、结节、瘢痕、破损等。

2.解释

向患者及家属做好解释工作。

3.患者准备

(1)让患者了解静脉血标本采集的目的、方法、临床意义、注意事项及配合要点。

(2)协助患者取舒适体位，暴露穿刺部位。

(3)询问患者有无过敏史及其他禁忌信息,确认患者是否有乳胶过敏、禁用含碘制剂、乙醇过敏等情况。对于乳胶过敏的患者,应使用不含乳胶材料的手套、止血带、医用胶带等物品。对于禁用含碘制剂的患者,应使用75%的医用乙醇或其他不含碘剂的消毒剂进行消毒。对于乙醇过敏或禁用乙醇的患者,可使用碘伏、过氧化氢等不含乙醇成分的消毒剂进行消毒。

4.护士准备

衣帽整洁,修剪指甲,洗手,戴口罩。

5.环境准备

环境清洁、安静,温湿度适宜,光线充足或有足够照明,必要时用屏风或隐私帘遮挡。

6.用物准备

(1)治疗车上层:治疗盘、爱尔碘、无菌棉签、弯盘、采血针(或注射器)、真空采血试管、标签、化验单、治疗巾、垫枕、止血带、试管架、医嘱本、PDA扫描仪、剪刀、无菌手套或清洁手套。

(2)治疗车下层:感染垃圾桶、生活垃圾桶、锐器盒。

(3)其他:免洗手消毒液。

▶ **操作步骤**

操作步骤以肘静脉穿刺为例。

1.检查

双人核对医嘱、检验单及标签上的名字、床号、住院号、ID号、检验项目,检查标本容器有无破损、是否符合检验要求,贴标签。

2.核对

携用物至床旁,开放式询问患者床号、姓名,并查对医嘱本、标本标签及床头卡信息是否一致,PDA扫描患者腕带信息,解释采血目的及需要配合的事项,计算采血量,并评估穿刺部位。

3.体位

协助患者取平卧位或坐位,暴露前臂和上臂,肘部下方放垫枕,铺治疗巾,上臂稍外展。

4.确定穿刺部位

于肘横纹上方 5～7.5cm 处扎止血带,再次评估血管,松开止血带(图 4-4)。

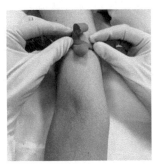

图 4-4　确定穿刺部位

5.消毒穿刺部位皮肤

用无菌棉签蘸取消毒液,以穿刺点为中心螺旋式消毒穿刺部位皮肤,直径大于 5cm,待干(图 4-5)。若皮下脂肪较厚,可通过触摸寻找有明显弹性和张力的部位,即为充盈的静脉。

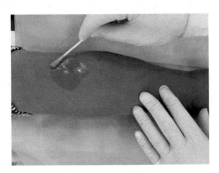

图 4-5　消毒

6.二次核对信息

PDA 扫描腕带及标本标签一致,点执行。

7.再次消毒

用免洗手消毒液(七步洗手法)洗手后,戴无菌手套或清洁手套,扎止血带,嘱患者握拳,再次消毒穿刺部位皮肤。

8.穿刺

一手拇指绷紧静脉穿刺部位下端皮肤,另一手拇指和食指持采血针,针头斜面向上,沿静脉走行,与皮肤成 20°～30°快速刺入皮肤(图 4-6)。

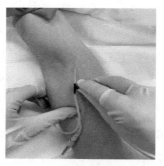

图 4-6　穿刺

9. 采血

见到回血后,针头再沿静脉走行向前送入少许,固定采血针,将采血针另一端插入真空采血管内,采血至需要量。如需多管采血,血液回吸至需要量后更换另一个采血管,直至最后一个采血管(或用注射器抽取所需血量)。

10. 松止血带

宜在开始采集第一管血时松开止血带,使用时间不应超过 1 分钟。

11. 一拔一按压

松开止血带,嘱患者松拳,迅速拔针并用无菌干棉签按压穿刺点上方 3~5 分钟,将采血针弃于锐器盒内。

12. 穿刺后的处理

(1)撤治疗巾及垫枕,用免洗手消毒液(七步洗手法)洗手,协助患者取舒适体位。

(2)再次核对检验申请单、患者及标本。

(3)向患者交代注意事项。

(4)按医疗废物处理原则清理用物,用流动水洗手,并做好相关记录。

▶ 注意事项

(1)严格执行查对制度和无菌技术操作原则。

(2)空腹采血,指导患者晚餐后禁食,至次日早晨采血,空腹 12~14 小时,理想的采血时间为早晨 7:00—8:00。定时采血,如口服葡萄糖耐量试验、药物血浓度监测、激素测定等须定时采血。

（3）推荐使用采血器和真空试管，采血器、试管必须干燥、清洁。

（4）穿刺动作应轻柔。肘部采血禁止拍打静脉，扎止血带不可过紧，压迫静脉时间不宜过长，以不超过1分钟为宜。未抽到血液时可先向深部刺入，然后边退针边抽吸，直至有血液抽出；也可再次确定穿刺部位，稍微调整穿刺方向后重新穿刺。切勿粗暴、多次反复穿刺，以免造成血管壁损伤和出血。静脉穿刺过程中，如果所抽出的血液为鲜红的动脉血，提示误穿入动脉，应拔出针头，按压5～10分钟后重新确定穿刺部位再行穿刺。

（5）采血时应按照顺序采血，即血培养—无添加剂管—凝血管—枸橼酸钠管—肝素管—EDTA管—草酸盐管—氟化钠管。凡全血标本或需抗凝血的标本，采血后立即上下颠倒5～10次混匀，不可用力震荡。做血培养时，如同时要加做霉菌血液培养时，血液注入顺序为厌氧血液培养瓶—需氧血液培养瓶—霉菌血液培养瓶。

（6）采血操作结束后不要揉搓穿刺部位，有出血倾向者应沿血管走向同时压迫进皮点和进血管点，避免出现皮下血肿。

（7）标本采集后应及时送检，以免影响检验结果。

（8）采集标本所用的材料应安全处置。使用后的采血针、注射器针头等锐器应直接放入利器盒内或毁形器内进行处置，禁止对使用后的一次性针头复帽。注射器针筒、棉签等其他医疗废物放入黄色医疗废物袋中，医疗废物和生活垃圾分类收集、存放。

（9）应在开始采血前佩戴医用帽子、口罩与手套。宜在完成每一位患者血液标本采集后更换新的手套；如采血过程中手套沾染血液或破损，应及时更换。如采血对象为多重耐药菌感染、呼吸道传染病、血源性传染病且有血液、体液喷溅风险的患者，应按照《医院隔离技术规范（WS/T 311—2009）》及《血源性病原体职业接触防护导则（GBZ/T213—2008）》进行个人防护。

（10）如患者正在进行静脉输液或输血，不宜在同侧手臂采血。

▶ 并发症及处理

1. 皮下出血或局部血肿

皮下出血或局部血肿表现为穿刺部位疼痛、肿胀、有压痛，肉眼可见皮下瘀斑。预防措施：①合理选择血管，宜选择粗、直、充盈饱满、弹性较好的静脉，尽量做到一针见血,避免反复穿刺对血管壁的损伤。②上肢静脉采血时,若上衣袖口较紧,要求患者脱去衣袖后再采血,避免较紧的衣袖影响静脉回流,引起皮下出血。③采血时询问患者有无不适并观察采血局部情况,发现异常及时处理,采血后有效按压是预防血肿的有效措施。处理:早期冷敷,可减轻局部充血和出血,使毛细血管收缩,防止皮下出血或血肿扩大。48小时后改为热敷,可改善局部血液循环,减轻炎性水肿,加速吸收和消肿。

2.晕针或晕血

晕针或晕血持续时间短,恢复快,一般2~4分钟后自然缓解。先兆期患者多主诉头晕、眼花、心悸、恶心、四肢无力等;发作期突然昏倒、意识丧失、面色苍白、四肢冰冷、血压下降、心率减慢、脉搏细弱等;待其意识恢复,面色由苍白转红润,四肢转温,心率、脉搏恢复正常。预防措施:采血前评估患者身体状况、情绪、是否进食、有无晕针或晕血史等,并做好解释工作,给患者以心理安慰;采血时与患者适当交流,分散患者的注意力;协助患者取合适体位、姿势,以利于机体放松,易发生晕针或晕血的患者可采取平卧位;熟练掌握操作技术,做到一针见血,减少刺激。处理:发生晕针或晕血时,应立即停止采血,迅速将患者抬到空气流通处或给予患者吸氧。若患者取坐位时,应立即改为平卧位,以增加脑部供血,指压或针灸人中穴、合谷穴。口服葡萄糖液,适当保暖,数分钟后即可自行缓解。

3.局部皮肤过敏反应

局部有灼伤感,甚至出现皮疹及过敏性皮炎。预防处理措施:评估患者消毒剂过敏史,针对性改用其他消毒剂。采血后穿刺针眼处不要覆盖任何东西,保持穿刺局部清洁、干燥。如出现过敏现象,立即报告医生,并配合处理。

4.误穿刺入动脉

以股动脉为例,当穿刺针穿入动脉时,不用回抽,血液会自动上升到注射器里。血液呈红色,较静脉血更鲜红。预防处理措施:正确掌握股静脉的解剖位置,掌握正确的穿刺方法。如果误刺入动脉,应立即拔出针头。紧压穿刺点5~10分钟,直至无出血,再重新穿刺对侧股静脉进行采血。

5.采血失败

采血失败表现为穿刺后无回血。预防处理措施:采血者应熟悉静脉的解剖位置,提高穿刺技术。评估血管条件,尽量选择易暴露、较直、弹性好的浅表静脉。

对四肢末梢循环不良的患者,可通过局部热敷等保暖措施促进血管扩张。运用真空负压静脉采血法采血时,如感觉针头进入血管却不见回血时,检查采血管负压是否充足,不应盲目拔针。确定针头没有在静脉内,应立即拔针,重新更换针头另选静脉进行采血,不能来回多次进针或退针。

第二节　胸腔穿刺术

学习要点

胸腔穿刺术的目的、适应证、禁忌证、穿刺方法和注意事项。

目的

(1)检查胸腔积液的性质,以明确病因。

(2)抽液、抽气减压,促进肺复张;胸膜腔内给药(抗生素、抗肿瘤药、粘连剂等),辅助治疗。

适应证

(1)原因未明的胸腔积液。

(2)大量胸腔积液、积气产生压迫症状。

(3)感染性积液有中毒症状。

(4)胸膜腔内给药。

禁忌证

(1)严重出凝血功能障碍未纠正。

(2)严重多器官衰竭时。

(3)不能合作者,必要时可在镇静后进行。

(4)穿刺部位有感染,应更换穿刺点。

操作前准备

1.患者准备

(1)明确诊断,无穿刺禁忌证。

(2)与患者及家属谈话,告知穿刺目的、大致操作过程、可能的风险,并让其签署知情同意书。

2.物品准备

带乳胶管或三通的胸腔穿刺针 2 个、带帽无菌试管 3 个、5mL 及 50mL 注射器各 1 个、纱布 3 块、棉球若干、消毒杯 1 个、止血钳 4 把、弯盘 2 个、洞巾 1 块、碘伏或爱尔碘消毒液、2％利多卡因（每支 5mL）、无菌手套 2 副、胶布、标记笔 1 支、大容量标本容器（图 4 - 7）。

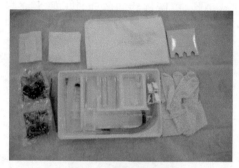

图 4 - 7 胸腔穿刺包

3.操作者准备

（1）了解、熟悉患者病情。

（2）掌握操作步骤，并发症的诊断与处理。

（3）戴帽子、口罩，洗手。

▶ **操作步骤**

1.体位

（1）患者取面向椅背的坐位，两前臂置于椅背上，前额伏于前臂，自然呼吸（图4 - 8）。

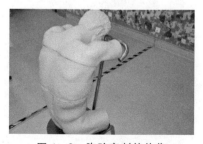

图 4 - 8 胸腔穿刺的体位

（2）卧床和气胸患者可取半卧位，患侧前臂上举抱于枕部。

2. 穿刺点的选择

(1)根据患者胸水、气胸的范围选择穿刺点,可行超声或 X 线检查定位,或选在胸部叩诊实音或鼓音最明显部位进行。

(2)胸腔积液一般取肩胛线或腋后线第 7~8 肋间、腋中线第 6~7 肋间或腋前线第 5 肋间为穿刺点,气胸患者选择锁骨中线第 2 肋间或腋中线第 4~5 肋间,包裹性积液结合 X 线或超声检查定位。

(3)避开局部皮肤感染灶,以所选肋间的肋骨上缘为穿刺点,并用标记笔标记(图 4-9)。

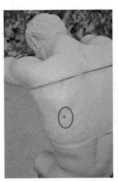

图 4-9　定位穿刺点

3. 消毒铺单

(1)打开无菌胸腔穿刺包,戴无菌手套,助手协助倒入消毒液。

(2)夹取消毒棉球,以穿刺点为中心进行消毒,直径 15cm 左右,消毒 2 或 3 次(图 4-10)。

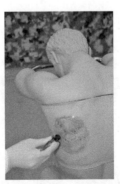

图 4-10　消毒穿刺点周围皮肤

(3)将无菌洞巾中心对准穿刺点,上方以胶布固定于患者衣服上。

4. 麻醉

(1)用 5mL 注射器抽取 2％利多卡因。

(2)在穿刺点局部皮下注射形成皮丘,自皮肤至胸膜壁层进行局部浸润麻醉(图 4-11)。

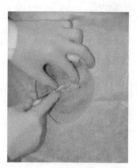

图 4-11　局部浸润麻醉

(3)麻醉过程中边进针边回抽,无液体或血液流出方可注药。

(4)进针至阻力突然消失且有液体吸出,提示进入胸腔,记录进针深度。

5. 穿刺

(1)夹闭连接胸腔穿刺针的乳胶管或关闭三通,按麻醉时进针深度估算进针深度。

(2)术者以左手拇指与食指固定穿刺部位的皮肤,右手持穿刺针在局部麻醉部位垂直皮肤缓缓刺入(图 4-12)。

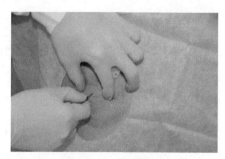

图 4-12　穿刺进针

(3)当针头抵抗感突然消失时,表明已穿入胸膜腔,助手用止血钳协助固定穿刺针,以防因刺入过深损伤肺组织。

(4)将乳胶管或三通连接 50mL 注射器,松开止血钳或转动三通活栓,使胸膜腔与外界相通,抽取胸腔积液或积气(图 4-13)。

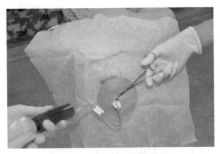

图4-13 抽取胸腔积液

(5)留取标本送检,记录抽液量或抽气量及液体的色泽、浑浊度等。

(6)必要时行胸腔闭式引流。

6.拔针

抽液结束后,夹闭乳胶管,拔出穿刺针,覆盖无菌纱布并压迫片刻,用胶布固定(图4-14)。

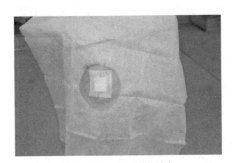

图4-14 包扎穿刺点

7.术后处理

(1)嘱患者卧位或半卧位休息半小时,测血压并观察病情有无变化,注意有无气胸、出血等并发症发生。

(2)清洁器械及操作场所。

(3)送检标本,并做好穿刺记录。

▶ **注意事项**

(1)胸腔穿刺前应向患者说明胸腔穿刺的目的,消除其顾虑,嘱操作过程中平静呼吸,避免咳嗽;穿刺前采用叩诊、触诊和查看胸部X线片、超声等影像检查结果的方法准确定位穿刺点,必要时在超声检查引导下进行。

(2)操作过程中应密切观察患者的反应和生命体征,如出现头晕、面色苍白、出汗、心悸、胸闷、晕厥等胸膜反应表现时,应立即停止操作,给予对症治疗,严重时皮下注射 0.1‰肾上腺素 0.3～0.5mL;当出现连续咳嗽、气短、咳泡沫性痰等复张后肺水肿表现时,也应立即停止操作,给予吸氧、利尿剂和糖皮质激素及对症治疗。

(3)抽液不宜过多、过快。诊断性抽液时,50～100mL 即可;减压抽液时,首次不超过 600mL,以后抽液每次不超过 1000mL;两次抽吸的间隔时间一般为 5～7 天,积液量大时可每周抽 2 或 3 次;但脓胸则应尽量抽净,且可用生理盐水冲洗;检查肿瘤细胞时,至少抽取 100mL,并立即送检,以免细胞自溶。

(4)严格执行无菌技术操作,注意保持胸膜腔的密闭性,防止胸膜腔通过穿刺针与外界相通,导致空气进入胸腔。

(5)避免在第 9 肋以下穿刺,以免穿破膈肌损伤腹腔脏器;须沿肋骨上缘进针,以免损伤肋间血管。

(6)恶性胸腔积液可在抽取积液后注入抗肿瘤药物或胸膜粘连剂,促进脏层与壁层胸膜粘连,从而闭合胸腔。

(7)术后严密监测患者的生命体征,观察有无并发症,并做相应处理。

并发症及处理

1.气胸

气胸多系穿刺过程中操作不当,空气进入胸膜腔所致;或因突破脏层胸膜所致,部分患者可合并皮下气肿。处理:术后严密观察,及时行 X 线检查复查胸部;无症状者观察即可,有症状者可再次行胸膜腔穿刺术,必要时行胸腔闭式引流。

2.出血

出血多系穿刺部位不正确,穿刺针损伤血管所致,可引起肺内、胸腔内或胸壁出血,导致咯血、血胸或皮下血肿。处理:皮下出血一般无须处理;抽液或抽气过程中发现胸膜腔出血,应立即停止操作,嘱患者休息并严密观察,如 4 小时以上无变化,可择期再次行胸腔穿刺,严重者应尽快明确诊断后行外科手术止血;少量咯血者可观察,较严重者按咯血常规处理。

3.膈肌及腹腔脏器损伤

膈肌及腹腔脏器损伤多系穿刺部位过低所致。处理:怀疑有膈肌或腹腔脏器损伤时,应监测生命体征并严密观察患者反应,及时复查腹部 X 线或 B 超;无症状者观察即可,有症状者应尽快明确诊断后给予相应处理。

4.胸膜反应

胸膜反应多见于精神紧张患者,为血管迷走神经反射增强所致。其表现为穿刺过程中出现头昏、面色苍白、出汗、心悸、胸部压迫感或剧痛、昏厥等症状。处理:立即停止操作,嘱患者平卧、吸氧,与其沟通以减轻其紧张焦虑情绪,多可自行缓解;出汗明显、血压下降的患者可给予相应的药物静脉滴注,必要时皮下注射肾上腺素 0.3~0.5mg。

5.胸膜腔感染

胸膜腔感染多系穿刺者无菌观念不强所致。处理:全身使用抗菌药物,形成脓胸时应行胸腔闭式引流,必要时进行外科处理。

6.复张性肺水肿

复张性肺水肿多系抽液或抽气过多、过快,肺组织迅速复张所致。患者出现不同程度的低氧血症和低血压,表现为剧烈咳嗽、呼吸困难、胸痛、烦躁、心悸等,继而咳大量白色或粉红色泡沫痰,可伴发热、恶心及呕吐,甚至出现休克或昏迷。处理:对症治疗,纠正低氧血症,稳定血流动力学,必要时行机械通气;严密观察,一般在 3~4 天后可自行消退。

第三节　腹腔穿刺术

▶ **学习要点**

腹腔穿刺术的目的、适应证、禁忌证、穿刺方法和注意事项。

▶ **目的**

(1)检查腹腔内液体的性质,以明确病因。

(2)抽液减压,减轻对腹腔脏器的压迫症状;腹膜腔内给药(抗生素、抗肿瘤药、粘连剂等),辅助治疗;造成的人工腹水行腹膜透析。

▶ **适应证**

(1)诊断未明的腹部损伤、腹腔积液。

(2)大量腹腔积液所致的腹部胀痛或呼吸困难。

(3)某些疾病,如腹腔感染或肿瘤、结核累及腹腔。

(4)拟行腹膜透析。

禁忌证

(1)严重出凝血功能障碍未纠正。

(2)严重多器官衰竭时。

(3)肝性脑病先兆。

(4)腹膜炎广泛粘连。

(5)腹腔内巨大肿瘤。

(6)腹部胀气明显。

(7)妊娠中后期。

(8)不能合作者,必要时可在镇静后进行操作。

操作前准备

1.患者准备

(1)明确诊断,无穿刺禁忌证。

(2)与患者及家属谈话,告知穿刺目的、大致操作过程、可能的风险,并让其签署知情同意书。

(3)腹腔胀气明显者服泻药或清洁灌肠。

(4)术前嘱患者排尿,以防误伤膀胱。

2.物品准备

带乳胶管或三通的腹腔穿刺针 2 个、带帽无菌试管 3 个、5mL 及 50mL 注射器各 1 个、纱布 3 块、棉球若干、消毒杯 1 个、止血钳 4 把、弯盘 2 个、洞巾 1 块、碘伏或爱尔碘消毒液、2%利多卡因(每支 5mL)、无菌手套 2 副、胶布、标记笔 1 支、多头腹带 1 个、皮尺、大容量标本容器(图 4 - 15)。

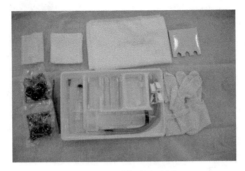

图 4-15　腹腔穿刺包

3.操作者准备

(1)了解、熟悉患者病情。

(2)掌握操作步骤,并发症的诊断与处理。

(3)测量患者体重、腹围、血压、脉搏,复查腹部体征。

(4)戴帽子、口罩,洗手。

▶ 操作步骤

1.体位

(1)根据患者病情和需要可取平卧位、半卧位或稍左侧卧位,并尽量使患者舒适,以便能耐受较长时间的手术。

(2)协助患者暴露腹部,背部铺好腹带(放腹水时)。

2.穿刺点的选择(图 4-16)

(1)选择左下腹脐与髂前上棘连线的中、外 1/3 交点处(图 4-16),此处不易损伤腹壁动脉。

(2)选择脐与耻骨联合连线的中点上方 1cm,稍偏左或偏右 1~1.5cm 处(图 4-16),此处无重要器官且易愈合。

(3)腹水量较小时,侧卧位穿刺点在脐水平线与腋前线或腋中线交叉处较为安全,常用于诊断性穿刺。

(4)急腹症时,选择压痛和肌紧张最明显处行诊断性穿刺,注意避开重要器官。

(5)少量积液或包裹性积液,可在超声引导下定位穿刺点。

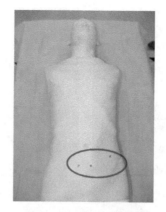

图 4 - 16　常见穿刺点

3.消毒铺单

(1)打开无菌腹腔穿刺包,戴无菌手套,准备消毒物品。

(2)检查穿刺针是否通畅,乳胶管上开关是否灵活和漏气(图 4 - 17)。

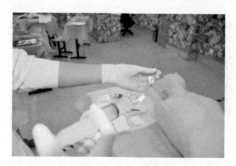

图 4 - 17　检查通气

　(3)夹取消毒棉球,以穿刺点为中心进行消毒,直径 15cm 左右,消毒 2 或 3 次。

　(4)将无菌洞巾中心对准穿刺点,以胶布固定于患者衣服上。

4.麻醉

(1)用 5mL 注射器抽取 2%利多卡因。

(2)在穿刺点局部皮下注射形成皮丘(图 4-18),自皮肤至腹膜壁层进行逐层浸润麻醉(图 4-19)。

(3)麻醉过程中边进针边回抽,无液体或血液流出方可注药。

(4)进针至阻力突然消失且有液体吸出,提示进入腹腔,记录进针深度。

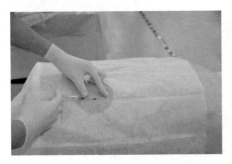

图 4-18　局部麻醉

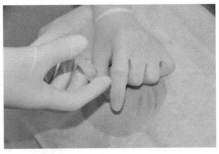

图 4-19　逐层浸润麻醉

5.穿刺

(1)夹闭连接腹腔穿刺针的乳胶管或关闭三通,按麻醉时进针深度估算进针深度。

(2)术者以左手拇指与食指固定穿刺部位的皮肤,右手持穿刺针在局部麻醉部位垂直皮肤缓缓刺入(图 4-20),针尖到达皮下后倾斜 45°～60°进 1～2cm 再向腹腔刺入,使穿刺路径不在一条直线上。

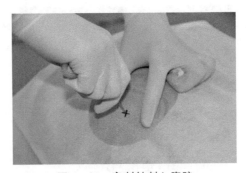

图 4-20　穿刺针刺入腹腔

(3)当针头抵抗感突然消失时,表明已穿入腹膜腔,助手用止血钳协助固定穿刺针(图 4-21)。

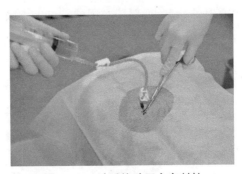

图 4-21　助手协助固定穿刺针

（4）将乳胶管或三通连接 50mL 注射器，松开止血钳或转动三通活栓即可抽取腹水。

（5）放液量较大时，可直接将穿刺针连接大容量容器。

（6）留取标本送检，记录抽液量或抽气量及液体的色泽、浑浊度等。

（7）进行诊断性穿刺时，可直接用 20mL 或 50mL 注射针及适当针头进行。

（8）腹水不断流出时，应将预先绑在腹部的多头腹带逐步收紧，以防腹压骤然降低。

6. 拔针

抽液结束后，夹闭乳胶管，拔出穿刺针（图 4-22），覆盖无菌纱布并压迫片刻，用胶布固定，多头腹带包扎。

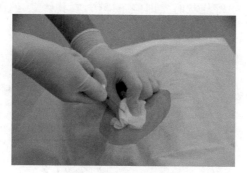

图 4-22 拔出穿刺针

7. 术后处理

（1）嘱患者平卧休息 1～2 小时，避免朝穿刺侧卧位，测血压并观察病情有无变化。

（2）清洁器械及操作场所。

（3）送检标本，并做好穿刺记录。

▶ **注意事项**

（1）术中应随时询问患者有无头晕、恶心、心悸等症状，并密切观察患者呼吸、脉搏及面色等，若有异常，应停止操作，并做适当处理。

（2）腹腔放液不宜过多、过快。治疗性放液时，一般初次放液量不宜超过 1000mL，之后每次不超过 6000mL；肝硬化患者一次放液量不超过 3000mL，需大量放液时应补充白蛋白[（6～8）g/1000mL]；诊断性穿刺，抽出血液或血性腹水时留取标本后应停止放液。

(3)放腹水时若流出不畅,可将穿刺针稍做移动或嘱患者变换体位。

(4)放腹水前后测血压、脉搏、腹围、体重,复查腹部体征,并严密观察患者症状和有无并发症。

并发症及处理

1.持续性腹水渗漏

腹水可能通过穿刺路径外渗,甚至流出。处理:进针过程中改变方向,使穿刺路径不在一条直线上;术后腹带加压包扎;渗漏量较大时可缝合穿刺部位。

2.循环功能障碍

循环功能障碍多系放液过多、过快所致。处理:避免放液过多、过快;术中密切观察,发现心悸、气短等症状时立即停止操作,嘱其休息,给予吸氧,必要时补充血容量。

3.其他并发症

局部感染、出血、腹腔脏器损伤、腹壁疝等,多系操作不当所致,必要时行手术干预。

第四节　腰椎穿刺术

学习要点

腰椎穿刺术的目的、适应证、禁忌证、穿刺方法和注意事项。

目的

(1)检查脑脊液的性质,以明确病因;测定颅内压力;了解蛛网膜下腔是否阻塞。

(2)适当引流脑脊液,鞘内注射药物(麻醉药、抗肿瘤药、造影剂等)。

适应证

(1)怀疑中枢神经系统炎症、血管病变、肿瘤等,需进行脑脊液分析以协助诊断或辅助治疗时。

(2)怀疑颅内压或脑脊液循环异常时,需进行压力及脑脊液动力学检查。

(3)脊髓造影、椎管内麻醉等需要进行鞘内给药时。

▶ 禁忌证

(1)颅内压增高,有脑疝形成先兆。

(2)后颅窝、腰椎管占位性病变,急性脊髓、颈椎外伤。

(3)休克、衰竭及不能合作时。

(4)全身性或穿刺部位有感染。

(5)凝血功能障碍。

(6)已有脑脊液鼻漏或耳漏。

▶ 操作前准备

1.患者准备

(1)明确诊断,行必要的体格检查及辅助检查以排除穿刺禁忌证。

(2)与患者及家属谈话,告知穿刺目的、大致操作过程、可能的风险,并让其签署知情同意书。

2.物品准备

腰椎穿刺针 1 个(根据情况选择型号)、一次性测压管、带帽无菌试管 5 个、5mL 注射器 2 个、纱布 3 块、棉球若干、消毒杯 1 个、镊子或止血钳 2 把、弯盘 2 个、洞巾 1 块、碘伏或爱尔碘消毒液、2%利多卡因(每支 5mL)、无菌手套 2 副、胶布、标记笔 1 支(图 4-23)。

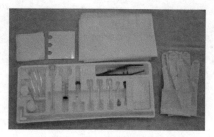

图 4-23　腰椎穿刺包

3.操作者准备

(1)了解、熟悉患者病情。

(2)掌握操作步骤,并发症的诊断与处理。

(3)测量患者血压、脉搏。

(4)戴帽子、口罩,洗手。

▶ 操作步骤

1.体位

(1)患者侧卧于硬板床上,背部与床面垂直,头向前胸部屈曲,双手抱膝紧贴腹部,使躯干呈弓形,以增宽脊椎间隙(图4-24)。

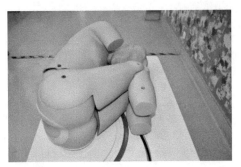

图4-24 腰椎穿刺患者的体位

(2)侧卧不便或侧卧位暴露不佳时可取坐位。

2.穿刺点的选择

一般选择第3~4腰椎棘突间隙:以成人双侧髂嵴最高点连线与后正中线交叉点辅助定位,此处相当于第4腰椎棘突或第3~4腰椎棘突间隙(图4-25),也可上移或下移一个椎间隙。选择好穿刺点后用标记笔标记。

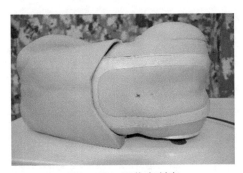

图4-25 腰椎穿刺点

3.消毒铺单

(1)打开无菌腰椎穿刺包,戴无菌手套,准备消毒物品。

(2)夹取消毒棉球,消毒范围为上至肩胛下角,下至尾椎,两侧至腋后线,消毒2或3次(图4-26)。

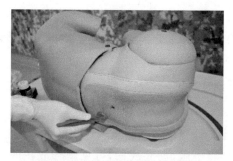

图 4 - 26　腰椎穿刺部位的消毒

(3)将无菌洞巾中心对准穿刺点,上方以胶布固定于患者衣服上。

4.**麻醉**

(1)用 5mL 注射器抽取 2％利多卡因。

(2)在穿刺点局部皮下注射形成皮丘,自皮肤至椎间韧带逐层进行局部浸润麻醉(图 4 - 27)。

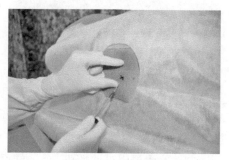

图 4 - 27　局部麻醉

(3)麻醉过程中边进针边回抽,确定回抽无血液方可注药。

5.**穿刺**

(1)术者左手固定穿刺点皮肤,右手持穿刺针,尾端略斜向尾侧缓慢刺入,针尖开口方向朝向头侧(图 4 - 28)。

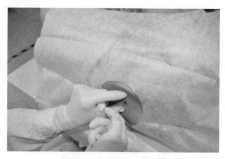

图 4 - 28　穿刺针进针

(2)当针头穿过韧带与硬脊膜时,有阻力突然消失的落空感。

(3)将针芯慢慢抽出,可见脑脊液流出,提示已进入蛛网膜下腔;若流出不畅,可将针体略微旋转,防止针尖被堵。

(4)成人进针深度为4～6cm,儿童为2～4cm。

6.测压

(1)拔出针芯后,穿刺针尾端连接测压管。

(2)嘱患者伸颈、伸直下肢,彻底放松,可见脑脊液在测压管内上升至一定水平后停止,此时的读值即为患者的脑脊液压力数值(图4-29)。

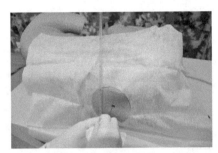

图4-29 测定脑脊液压力

(3)正常侧卧位脑脊液压力为70～180mmH₂O或40～50滴/分。

(4)奎肯(Queckenstedt)试验可了解蛛网膜下腔是否阻塞,又称压颈试验或梗阻试验。方法:初次测压后,压迫一侧颈静脉约10秒,再压迫另一侧,最后双侧同时按压。正常时压迫颈静脉后,脑脊液压力迅速升高1倍左右,解除压迫后10～20秒,迅速降至原来水平,此为梗阻试验阴性,提示蛛网膜下腔通畅;若施压后不能使脑脊液压力升高,则为梗阻试验阳性,提示蛛网膜下腔完全阻塞;若施压后压力缓慢上升,解除压迫后脑脊液压力缓慢下降,提示有不完全阻塞。颅内压增高或怀疑后颅窝肿瘤者禁做此试验,以免发生脑疝。

7.收集标本

撤去测压管,根据检测要求收集脑脊液并送检(图4-30)。

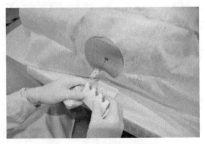

图4-30 收集脑脊液

8.拔针

插入针芯后,拔出穿刺针,覆盖无菌纱布并用胶布固定。

9.术后处理

(1)嘱患者去枕平卧4～6小时,以免引起低颅压头痛。

(2)测血压并观察病情有无变化、有无并发症等。

(3)清洁器械及操作场所。

(4)送检标本,并做好穿刺记录。

▶ **注意事项**

(1)严格掌握适应证和禁忌证,疑有颅内压增高且眼底有视盘明显水肿或有脑疝先兆者,患者处于休克、衰竭或濒危状态,局部皮肤有炎症,颅后窝有占位性病变时,禁止穿刺。

(2)进针不顺利多系体位摆放不当所致,应由助手帮助患者正确摆放体位,使椎间隙尽量打开。

(3)穿刺时,严密观察患者生命体征和症状,出现呼吸、脉搏、面色异常时,应立即停止操作,并做相应处理。

(4)应使用试管接取脑脊液,不可用注射器抽吸,因注射器抽吸易导致出血。

(5)穿刺不成功时,可上移或下移一个椎间隙再次尝试。

(6)鞘内给药量较多时,应先放出适量脑脊液,然后以等量液体稀释药物后注入。

▶ **并发症及处理**

1.腰椎穿刺后头痛

腰椎穿刺后头痛多系脑脊液外渗导致颅内压降低所致,为最常见的并发症。处理:延长去枕平卧时间,多饮水,必要时可静脉补液。细针穿刺,穿刺时针尖开口方向朝向头侧或尾侧可降低头痛的发生率。

2.腰背痛及神经根痛

腰背痛及神经根痛系穿刺损伤椎间韧带或神经根所致,多为一过性,且症状较轻微。处理:多可自行缓解,严重者需行镇痛治疗。

3.脑疝

脑疝系脑脊液释放后幕上、幕下压力增大所致,多见于高颅压患者。处理:严密观察病情,注意生命体征和瞳孔的变化。怀疑有脑疝发生可能时,及时采取降颅压措施。

4.出血

出血多见于正在接受抗凝治疗或存在凝血障碍的患者,出血量较少时可无任何症状,出血量较大时可有蛛网膜下腔出血类似表现,严重的可致瘫痪。处理:严格掌握适应证和禁忌证。怀疑时可再次行腰穿确诊,按蛛网膜下腔出血治疗。

5.感染

感染系无菌技术操作不严格所致。处理:需全身应用可通过血脑屏障的抗菌药物治疗。

第五节 骨髓穿刺术

▶ 学习要点

骨髓穿刺术的目的、适应证、禁忌证、穿刺方法和注意事项。

▶ 目的

(1)骨髓造血细胞种类、数量、性质和遗传学改变检查,造血干细胞培养,寄生虫和细菌学检查。

(2)观察疗效,判断预后;为骨髓移植提供骨髓;小儿急救输液。

▶ 适应证

(1)各类血液病的诊断和疗效观察。

(2)不明原因的发热和肝、脾、淋巴结肿大。

(3)某些传染病或寄生虫病需查找病原体。

(4)怀疑恶性肿瘤骨髓转移。

(5)应用抗肿瘤药或免疫抑制剂需了解骨髓造血情况。

(6)造血干细胞培养和造血干细胞移植。

(7)特殊毒物检验(酚、醌等)及特殊疾病诊断(戈谢病、尼曼-皮克病等)。

(8)6 岁以下小儿急救,静脉通路开放不佳时。

▶ 禁忌证

(1)血友病及有严重凝血功能障碍时。

(2)外周血可诊断时。

(3)晚期妊娠时。

(4)穿刺部位皮肤有感染,可更换穿刺点。

▶ 操作前准备

1.患者准备

(1)明确诊断,确认无穿刺禁忌证。

(2)与患者及家属谈话,告知穿刺目的、大致操作流程、可能的风险,并让其签署知情同意书。

2.物品准备

骨髓穿刺针 1 个(根据情况选择型号,图 4-31)、载玻片 5 或 6 片、5mL 及 20mL 注射器各 1 个、纱布 3 块、棉球若干、消毒杯 1 个、镊子或止血钳 2 把、弯盘 2 个、洞巾 1 块、碘伏或爱尔碘消毒液、2‰利多卡因(每支 5mL)、无菌手套 2 副、胶布、标记笔 1 支,必要时准备抗凝管和含培养基的细菌培养瓶等。

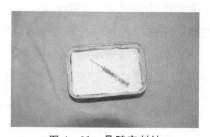

图 4-31 骨髓穿刺针

3.操作者准备

(1)了解、熟悉患者病情。

(2)掌握操作步骤,并发症的诊断与处理。

(3)戴帽子、口罩,洗手。

▶ 操作步骤

1.体位

(1)以胸骨和髂前上棘为穿刺点时,取仰卧位。

(2)以腰椎棘突为穿刺点时,取坐位或侧卧位。

(3)以髂后上棘为穿刺点时,取俯卧位或侧卧位。

2.穿刺点的选择

(1)髂前上棘穿刺点位于髂前上棘后1~2cm的髂嵴上(图4-32)。

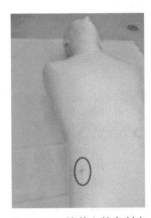

图4-32　髂前上棘穿刺点

(2)髂后上棘穿刺点位于骶椎两侧,臀部上方突出的部位,为最常用的穿刺点。

(3)胸骨穿刺点位于胸骨柄或胸骨体,相当于第1~2肋间隙水平,是人体造血最旺盛的部位,其他部位穿刺失败时可选择该穿刺点。

(4)腰椎棘突穿刺点位于腰椎棘突突出处,较少选用。

(5)胫骨头内侧穿刺点位于胫骨结节平面下约1cm或胫骨中、上1/3交界处之前内侧面,小儿急救需行骨髓内穿刺输液时选择该穿刺点。

(6)成人除四肢长骨骨干部位外均可进行穿刺。

(7)穿刺时,避开局部皮肤感染灶,使用标记笔标记。

3.消毒铺单

(1)打开无菌骨髓穿刺包,戴无菌手套,助手协助倒入消毒液。

(2)用镊子或止血钳夹取消毒棉球,以穿刺点为中心进行消毒,直径约15cm,消毒2或3次。

(3)将无菌洞巾中心对准穿刺点,以胶布固定于患者衣服上。

4.麻醉

(1)用 5mL 注射器抽取 2％利多卡因。

(2)在穿刺点局部皮下注射形成皮丘,自皮肤至骨膜逐层进行局部浸润麻醉。

(3)麻醉过程中边进针边回抽,回抽无血液方可注药。

(4)进针至难以继续刺入时,提示到达骨面,记录进针深度。

(5)以穿刺点为中心,对骨膜进行多点麻醉。

(6)拔出注射器针头后,用纱布覆盖穿刺点进行局部按摩,以充分浸润。

5.穿刺

(1)将穿刺针与麻醉注射针对比,调节穿刺针螺旋,将穿刺针固定器固定在适当长度的位置上(胸骨穿刺约 1.0cm,髂骨穿刺约 1.5cm)。

(2)术者左手拇指和食指固定穿刺部位,右手持针向骨面垂直刺入(图 4-33)。胸骨穿刺时,应保持针体与胸骨成 30°～40°。

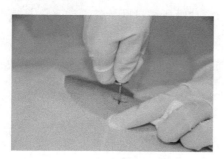

图 4-33　骨髓穿刺进针

(3)针尖接触骨质后,左右旋转针体,缓慢钻刺。

(4)当感到阻力消失、穿刺针在骨内固定时(图 4-34),表示针尖已进入骨髓腔。

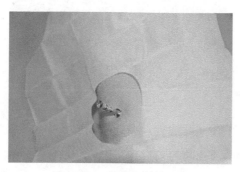

图 4-34　骨髓穿刺针固定

6.抽吸

(1)拔出针芯,穿刺针连接 20mL 无菌注射器,用适当力量抽吸适量骨髓液送检(图 4 - 35)。

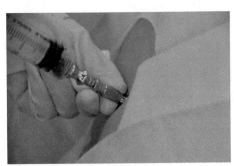

图 4 - 35　抽取骨髓液

(2)抽吸骨髓液 0.1~0.2mL,滴在载玻片上,迅速做有核细胞计数并涂片数张备用。

(3)若需做其他检查,抽吸所需量的骨髓液注入培养瓶或抗凝管内送检。

(4)若未能抽出骨髓液,应再插入针芯,稍加旋转针体,或再钻入少许,或退出少许,拔出针芯,再行抽吸;若仍抽不出骨髓液,则应考虑更换部位穿刺或做骨髓活组织检查术。

7.涂片

(1)抽吸骨髓液滴在干净的载玻片上,置于靠一端 1/3 处。

(2)推片压血滴,使骨髓液扩散成一线(图 4 - 36)。

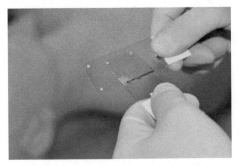

图 4 - 36　推片压血滴

(3)调整推片角度,使其与载玻片成 30°~45°。

(4)向另一端推片,快速均匀前推。

(5)干燥后在载玻片上标记患者信息。

8. 拔针

抽吸完毕,插入针芯;左手取无菌纱布置于针孔处,右手将穿刺针一起拔出,随即用纱布盖住针孔,并按压1～2分钟,再用胶布将纱布加压固定。

9. 术后处理

(1)嘱患者静卧休息,注意观察有无不适、穿刺部位有无血肿或感染。

(2)清洁器械及操作场所。

(3)送检标本,并做好穿刺记录。

注意事项

(1)术前应做凝血功能检查。有出血倾向者,操作时应特别注意。血友病患者禁止做本项检查。

(2)穿刺针、注射器和玻片必须干燥,以免发生溶血。

(3)穿刺针进入骨质后,避免摆动幅度过大和用力过猛,以防折断或穿透内侧骨板。

(4)若穿刺时感到骨质坚硬,穿不进骨髓腔时,不可强行操作,以防断针;应做骨骼X线检查,以排除大理石骨病。

(5)抽取骨髓液不可过多,仅涂片时抽取0.1～0.2mL即可,需骨髓培养时抽取1～2mL。

(6)抽取骨髓液后应立即进行涂片,以避免其凝固。

(7)送检骨髓涂片时,应同时送检2或3张外周血涂片。

并发症及处理

(1)局部疼痛是麻醉效果不佳所致。多可自行缓解,严重时行镇痛治疗。

(2)血液病患者多伴有出凝血功能障碍。处理原则为拔针后按压时间要足够;出现血肿后可进一步加压包扎,多可自行吸收。

(3)红肿感染为无菌技术操作不严所致。仅为局部感染时可严密观察,有全身感染表现时及时使用抗菌药物。

(4)穿刺针折断为穿刺针进入骨质后摆动幅度过大或强行进针所致,很罕见,需外科取出。

复习思考题

一、单项选择题

1. 有关胸腔穿刺的方法,下列不正确的是( )

　　A.穿刺抽液时,穿刺点取浊音最明显的部位

　　B.穿刺抽气时,穿刺点取患侧锁骨中线第2肋间

　　C.穿刺时应在肋骨下缘进针

　　D.抽液量每次不超过1000mL

　　E.抽气量每次可大于1000mL

2. 患者胸腔穿刺顺利,抽出淡黄色液体10mL,突然出现头晕、心悸、面色苍白、出汗,最可能的原因是( )

　　A.气胸　　　　　　　　　　　　B.血胸

　　C.复张性肺水肿　　　　　　　　D.胸膜反应

　　E.过敏性休克

3. 下列不属于腹腔穿刺术禁忌证的是( )

　　A.多房性肝包虫　　　　　　　　B.肝性脑病

　　C.腹腔广泛粘连　　　　　　　　D.躁动不能合作

　　E.大量腹水严重影响呼吸

4. 关于腹腔穿刺的注意事项,错误的是( )

　　A.大量腹水时,初次放腹水量一般不宜超过2000mL

　　B.孕妇行腹腔穿刺时应在B超引导下定位穿刺

　　C.穿刺部位应避开腹壁感染部位

　　D.放腹水的速度要缓慢

　　E.若患者出现面色苍白、出冷汗、心悸等症状,应立即停止穿刺

5. 关于腰椎穿刺术的描述,不正确的是( )

　　A.术后去枕平卧8～12小时　　　B.术中患者采取侧卧位

　　C.一般选择第3～4腰椎的椎间隙　D.术后常见并发症为低颅压头痛

　　E.穿刺部位皮肤软组织或脊柱有感染者禁忌腰穿

6. 不适合行腰椎穿刺的疾病是( )

　　A.蛛网膜下腔出血　　　　　　　B.脑膜炎

C. 脑炎

D. 多发性硬化

E. 后颅窝肿瘤

7. 正常侧卧位脑脊液压力为（　　　）

A. 70～180mmH₂O

B. 50～150mmH₂O

C. 100～200mmH₂O

D. 70～170mmH₂O

E. 70～180mmHg

8. 下列不属于骨髓穿刺适应证的是（　　　）

A. 血常规异常

B. 发热原因未明

C. 原因不明的肝、脾、淋巴结肿大

D. 原因不明的凝血功能障碍

E. 原因不明的骨痛

9. 骨髓穿刺做骨髓培养时，抽取骨髓量为（　　　）

A. 1～2mL

B. 0.1～0.2mL

C. 10～20mL

D. 20～30mL

E. 30～40mL

10. 关于骨髓穿刺的禁忌证，以下选项正确的是（　　　）

A. 白血病

B. 肺癌怀疑骨髓转移

C. 拟行骨髓捐献

D. 血友病

E. 不明原因发热

11. Allen 实验主要用于检查（　　　）

A. 手掌的神经支配特点

B. 是否存在桡动脉畸形

C. 手掌的血液供应情况

D. 是否存在尺动脉畸形

12. 动脉采血时选取的动脉常有（　　　）

A. 桡动脉

B. 肱动脉

C. 股动脉

D. 足背动脉

13. 动脉采血时，若患者饮热水、运动、洗澡，须休息（　　　）后再取血。

A. 10 分钟

B. 20 分钟

C. 30 分钟

D. 40 分钟

14. 新生儿宜选（　　　）穿刺。

A. 桡动脉

B. 股动脉

C. 髂外动脉

D. 足背动脉

15. 判断机体低氧血症最敏感的指标是（　　　　）

    A. 发绀

    B. 静脉血氧分压

    C. 动脉血氧分压

    D. 弥散功能测定

16. Ⅱ型呼吸衰竭是指（　　　　）

    A. $PaO_2 < 60mmHg$，$PaCO_2 > 40mmHg$

    B. $PaO_2 < 60mmHg$，$PaCO_2 > 50mmHg$

    C. $PaO_2 < 50mmHg$，$PaCO_2 > 40mmHg$

    D. $PaO_2 < 50mmHg$，$PaCO_2 > 50mmHg$

17. 穿刺出血的常见原因不包括（　　　　）

    A. 按压不充分

    B. 反复穿刺

    C. 患者凝血功能差

    D. 静脉穿刺后局部按压 3～5 分钟

18. 股静脉穿刺采血时，穿刺点位置及针头与皮肤的角度应为（　　　　）

    A. 股动脉内侧 0.5cm 处刺入，针头和皮肤成 90°或 45°

    B. 股动脉外侧 0.5cm 处刺入，针头和皮肤成 90°或 45°

    C. 股动脉内侧 0.5cm 处刺入，针头和皮肤成 60°

    D. 股动脉外侧 0.5cm 处刺入，针头和皮肤成 60°

19. 对于采血部位瘀斑青紫者，在做好解释工作的同时，嘱咐 24 小时内局部（　　　　），24 小时后湿热毛巾热敷。

    A. 热敷

    B. 按摩

    C. 冷敷

    D. 不处理

20. 关于静脉采血时，采血顺序正确的是（　　　　）

    A. 血培养—无添加剂管—凝血管—枸橼酸钠管—肝素管—EDTA 管—草酸盐管—氟化钠管

    B. 血培养—无添加剂管—枸橼酸钠管—肝素管—凝血管—EDTA 管—草酸盐管—氟化钠管

    C. 血培养—无添加剂管—肝素管—凝血管—枸橼酸钠管—EDTA 管—草酸盐管—氟化钠管

    D. 血培养—无添加剂管—枸橼酸钠管—凝血管—肝素管—EDTA 管—草酸盐管—氟化钠管

二、简答题

1. 简述腹腔穿刺术的适应证和禁忌证。

2. 简述腹腔穿刺术穿刺点的选择。

3. 简述腰椎穿刺术的适应证和禁忌证。

4. 简述骨髓穿刺术穿刺点的选择。

5. 动脉采血的并发症有哪些?

6. 动脉采血时为避免影响检验结果,应注意哪些事项?

7. 静脉采血的并发症有哪些?

8. 静脉采血前为避免检验结果出现偏差,应对患者做哪些方面的评估?

附:实践技能考试操作项目及评分标准

表 4-1 动脉穿刺采血操作要点及评分标准

项目	操作要点	分值(分)	评分(分)	扣分及说明
操作前准备(20分)	1.评估准确全面	2		
	2.解释原因,协助患者取舒适体位	5		
	3.仪表端庄,服装整洁,洗手方法正确,无长指甲,戴口罩	5		
	4.环境适宜	3		
	5.用物齐全,放置合理	5		
操作过程(50分)	1.核对医嘱、检验单及标签,贴标签	4		
	2.核对患者	4		
	3.解释目的,态度和蔼,取得信任,使其配合工作	3		
	4.体位适宜	2		
	5.选择合适的穿刺部位	2		
	6.消毒皮肤方法、范围正确	3		
	7.二次核对信息	4		
	8.洗手(或戴无菌手套),消毒食指和中指	3		
	9.排气方式正确	2		
	10.绷皮肤、持针手法正确	2		
	11.穿刺角度、深度适宜,一针见血	6		
	12.采血量正确	2		
	13.拔针方法正确	3		
	14.按压穿刺点方法正确(时间、部位)	3		
	15.血气标本隔绝空气方法正确	3		
	16.再次查对	4		
操作后处置(20分)	1.交代患者注意事项全面,整理床单位	5		
	2.用物整理恰当、有序,符合消毒隔离原则	5		
	3.洗手方法正确	3		
	4.记录、签名及时、准确	3		
	5.标本送检及时、正确	4		
总体评价(10分)	1.动作轻稳,患者感觉安全,全程观察病情仔细	5		
	2.提问	5		

表 4－2 静脉穿刺采血操作要点及评分标准

项目	操作要点	分值（分）	评分（分）	扣分及说明
操作前准备（20分）	1.评估准确全面	2		
	2.解释原因，协助患者取舒适体位	5		
	3.护士仪表端庄，服装整洁，洗手方法正确，无长指甲，戴口罩	5		
	4.环境准备	3		
	5.用物齐全，放置合理	5		
操作过程（50分）	1.核对医嘱、检验单及标签，贴标签	4		
	2.核对患者	4		
	3.解释目的，态度和蔼，取得信任，使其配合工作	3		
	4.体位适宜	2		
	5.选择合适的穿刺部位	2		
	6.消毒皮肤方法、范围正确	3		
	7.二次核对信息	4		
	8.洗手，扎止血带位置正确	3		
	9.绷皮肤、持针手法正确	2		
	10.穿刺角度、深度适宜，一针见血	6		
	11.固定针柄手法正确	2		
	12.抽血量正确	2		
	13.抽血顺序正确	3		
	14.松止血带，松拳，拔针方法正确	3		
	15.按压穿刺点方法正确（时间、部位）	3		
	16.再次查对	4		
操作后处置（20分）	1.交代患者注意事项全面，整理床单位	5		
	2.用物整理恰当、有序，符合消毒隔离原则	5		
	3.洗手方法正确	3		
	4.记录、签名及时、准确	3		
	5.标本送检及时、正确	4		
总体评价（10分）	1.动作轻稳，患者感觉安全，全程观察病情仔细	5		
	2.提问	5		

表 4 - 3　胸腔穿刺术操作要点及评分标准

项目	操作要点	分值（分）	评分（分）	扣分及说明
准备工作（6分）	1. 戴帽子、口罩,洗手(口述)	1		
	2. 让患者取反向骑跨坐位或半坐位	2		
	3. 选择常用穿刺点(口述)	3		
模拟胸腔穿刺操作过程（10分）	1. 打开胸腔穿刺包,戴无菌手套	1		
	2. 请助手准备消毒物品,消毒皮肤	1		
	3. 铺洞巾	1		
	4. 局部浸润麻醉	1		
	5. 用穿刺针穿刺,可见液体或气体排出	4		
	6. 留置标本	1		
	7. 拔出穿刺针,用纱布覆盖并固定	1		
术后处理（4分）	1. 术后嘱患者卧位或半卧位休息半小时,观察病情有无变化	2		
	2. 做好穿刺记录	1		
	3. 清洁器械及操作场所,分送标本	1		

表 4 - 4　腹腔穿刺术操作要点及评分标准

项目	操作要点	分值（分）	评分（分）	扣分及说明
准备工作（6分）	1. 戴帽子、口罩,洗手(口述)	1		
	2. 让患者取卧位、半卧位或侧卧位	2		
	3. 选择常用穿刺点(口述)	3		
模拟腹腔穿刺操作过程（10分）	1. 打开腹腔穿刺包,戴无菌手套	1		
	2. 请助手准备消毒物品,消毒皮肤	1		
	3. 铺洞巾	1		
	4. 局部浸润麻醉	1		
	5. 用穿刺针穿刺,可见液体流出	3		
	6. 留置标本	1		
	7. 拔出穿刺针,用纱布覆盖按压并固定	1		
	8. 用腹带加压包扎	1		

项目	操作要点	分值（分）	评分（分）	扣分及说明
术后处理（4分）	1.术后嘱患者平卧休息 1～2 小时，避免向穿刺侧卧位。观察病情有无变化	2		
	2.做好穿刺记录	1		
	3.清洁器械及操作场所，分送标本	1		

表 4－5　腰椎穿刺术操作要点及评分标准

项目	操作要点	分值（分）	评分（分）	扣分及说明
准备工作（6分）	1.戴帽子、口罩，洗手（口述）	1		
	2.让患者取侧卧位	2		
	3.选择常用穿刺点（口述）	3		
模拟腰椎穿刺操作过程（10分）	1.打开腰椎穿刺包，戴无菌手套	1		
	2.请助手准备消毒物品，消毒皮肤	1		
	3.铺洞巾	1		
	4.局部浸润麻醉	1		
	5.用穿刺针穿刺，可见脑脊液流出	3		
	6.测量颅内压力	1		
	7.留置标本	1		
	8.拔出穿刺针，用纱布覆盖、按压并固定	1		
术后处理（4分）	1.术后嘱患者去枕平卧 4～6 小时，观察病情有无变化	2		
	2.做好穿刺记录	1		
	3.清洁器械及操作场所，分送标本	1		

表 4－6　骨髓穿刺术操作要点及评分标准

项目	操作要点	分值（分）	评分（分）	扣分及说明
准备工作（6分）	1.戴帽子、口罩，洗手（口述）	1		
	2.让患者取仰卧位或侧卧位	2		
	3.选择常用穿刺点（口述）	3		

项目	操作要点	分值 (分)	评分 (分)	扣分 及说明
模拟骨 髓穿刺 操作过程 (10分)	1.打开骨髓穿刺包,戴无菌手套	1		
	2.请助手准备消毒物品,消毒皮肤	1		
	3.铺洞巾	1		
	4.局部浸润麻醉	1		
	5.用穿刺针穿刺,并抽取适当骨髓液	4		
	6.制备骨髓涂片	1		
	7.拔出穿刺针,用纱布覆盖、按压并固定	1		
术后 处理 (4分)	1.术后嘱患者静卧休息。同时,做好标记并送检骨髓 涂片	2		
	2.清洁穿刺场所	1		
	3.做好穿刺记录	1		

第五章

>>> 心肺检查的基本操作

心电图检查方便、快捷、价格低廉，是常用的心脏检查方法，不仅能够为心脏疾病诊断提供有价值的辅助诊断依据，甚至可确诊如传导阻滞等的心脏疾病。心电图具有非常强的使用价值。

第一节　心电图

正常心电图

▶ 原理

心脏在每一个心动周期中都会发生电激动，并因电激动产生微小的电流，这一电流能够经人体组织传导到体表，用心电图机将这种申流的变化记录下来，所获得的图形就是心电图。心肌细胞的电活动是心电图产生的根本来源。单个心肌细胞表面既具有方向，又具有强度的电位幅度称为心电向量，整个心脏所有心肌细胞的心电向量合成为综合心电向量。综合心电向量从立体到平面，再从平面到导联轴的两次投影形成了心电图各个导联上不同的波形。

▶ 心电图的记录方法

在人体不同部位放置电极，通过导联线与心电图机电流计的正、负极相连，这种记录心电图的电路连接方法称为心电图导联。目前广泛应用的心电图导联体系是常规 12 导联体系，可分为肢体导联(图 5-1)和胸导联(图 5-2)。

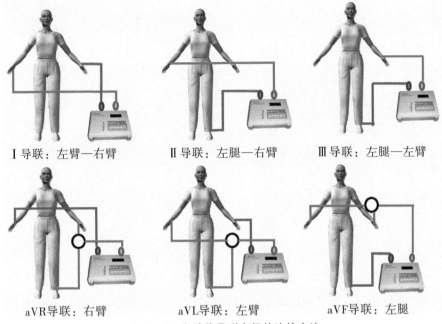

Ⅰ导联：左臂—右臂　　　Ⅱ导联：左腿—右臂　　　Ⅲ导联：左腿—左臂

aVR导联：右臂　　　　aVL导联：左臂　　　　aVF导联：左腿

图 5-1　各肢体导联电极的连接方法

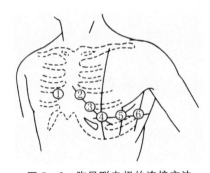

图 5-2　胸导联电极的连接方法

V_1 位于胸骨右缘第 4 肋间。V_2 位于胸骨左缘第 4 肋间。V_3 位于 V_2 和 V_4 连线的中点。V_4 位于左锁骨中线与第 5 肋间交界处。V_5 位于左腋前线与第 5 肋间交界处。V_6 位于左腋中线与第 5 肋间交界处。

附加导联如下。

(1)后壁导联：V_7 位于左腋后线 V_4 水平。V_8 位于左肩胛骨线 V_4 水平。V_9 位于左脊柱旁线 V_4 水平。

(2)右心导联：V_{3R} 位于 V_1 和 V_{4R} 连线中点。V_{4R} 位于右锁骨中线与第 5 肋间交界处。V_{5R} 位于右腋前线与第 5 肋间交界处。V_{6R} 位于右腋中线与第 5 肋间交界处。

心电图各波段的组成命名和临床意义

1. 各主波段命名(图 5-3)

(1)P 波:是最早出现的振幅较小的钝圆形波,反映心房的除极过程。

(2)QRS 波:是 P 波之后振幅较大的综合波,反映心室的除极过程。

(3)T 波:是 QRS 波之后振幅较大的钝圆形波,反映心室快速复极的过程。

(4)PR 段:是 P 波终末至 QSR 波起始,反映房室结、希氏束、束支的电活动。

(5)PR 间期:为 P 波起始至 QSR 波起始,反映心房开始除极至心室开始除极的电活动。

(6)ST 段:为 QRS 波终末至 T 波起始,反映心室缓慢复极的过程。

(7)QT 间期:为 QRS 波起始至 T 波终末,反映心室开始除极至心室复极完毕的过程。

经验:P 波反映心房情况,QRS 波反映心室情况。

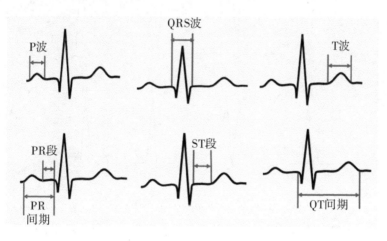

图 5-3 正常心电图各波段组成及命名

2. QRS 波命名

QRS 波群中的正向波均称为 R 波(图 5-4),R 波之前的负向波称为 Q 波(图 5-5),R 波之后的负向波称为 S 波(图 5-6),再次出现的正向波称为 R′波,R′波之后再次出现负向波称为 S′波,根据振幅大小决定大、小写。

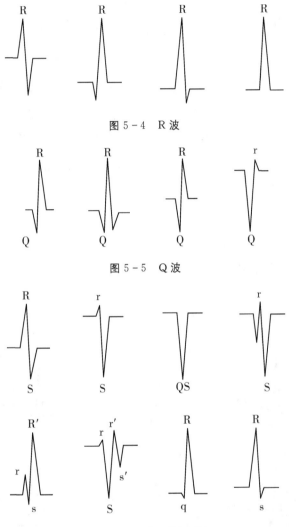

图 5-4　R 波

图 5-5　Q 波

图 5-6　S 波、R′波、s′波

经验:见到第一个向上的大波即为 R,小波即为 r。见到第一个向下的大波即为 Q,小波即为 q。Q 后为 R,R 后为 S,按波幅大小确定大、小写。

3.心电图的测量单位

每一横小格(1mm)代表 0.04 秒(走纸速度为 25mm/s)。每一纵小格(1mm)代表 0.1mV(输入 1mV 标准电压秒位 10 小格)。

4.心率的计算

测量邻近 2 个 PP 或 RR 间隔的时间代入以下公式:

$$心率 = \frac{60}{PP \text{ 或 } RR \text{ 间期}}$$

数 30 个大格(相当于 6 秒)中相邻 PP 或 RR 数目乘以 10,即得心率。

经验:5 格是 60 次/分,4 格是 75 次/分,3 格是 100 次/分,2 格是 150 次/分,可以按 2、3、4、5 分别对应 150 次/分、100 次/分、75 次/分、60 次/分来记忆(快速记忆法)。

2 格:150 次/分——阵发性室上性心动过速的界点。

3 格:100 次/分——窦性心动过速的界点。

4 格:75 次/分——平均正常心率。

5 格:60 次/分——窦性心动过缓的界点。

5.各波段时间和振幅的测量

(1)时间的测量:自波形起点内缘测量至波形终点内缘。

(2)振幅的测量:正向波形高度以参考水平线上缘垂直测量到波顶端。负向波形深度以参考水平线下缘垂直测量到波底端。

6.心电轴

(1)概念:一般指平均 QRS 心电轴,是心室除极过程中全部瞬间综合向量的方向和强度。

心电轴的范围和临床意义如下。

正常($-30°\sim+90°$):正常人。

左偏($-90°\sim-30°$):左心室肥大、左前分支阻滞患者。

右偏($+90°\sim+180°$):右心室肥大、左后分支阻滞患者。

极度右偏($-180°\sim-90°$):正常人,肺心病、冠心病等患者。

(2)心电轴的测量如下。

目测法:由Ⅰ导联和Ⅲ导联 QRS 综合波的主波方向粗略估计,R 波均朝上为正常心电轴,R 波尖对尖为电轴右偏,R 波口对口为电轴左偏(图 5-7)。

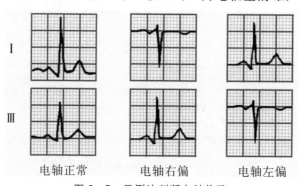

图 5-7 目测法判断电轴偏移

振幅法:先分别计算 I 导联和Ⅲ导联 QRS 综合波振幅的代数和,再分别将这两个数值在 I 导联和Ⅲ导联上画出垂直线,求得两垂直线的交叉点,将该交叉点与 0 点相连,连线与 I 导联正侧的夹角即为心电轴的角度(图 5-8)。

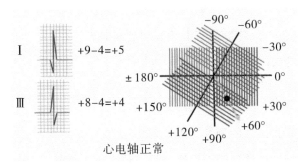

心电轴正常

图 5-8　振幅法判断心电轴偏移

7.心脏转位

自心尖部向心底部观察,心脏可循其自身长轴做顺钟向或逆钟向转位。

(1)顺钟向转位:正常在 V_3、V_4 导联上的波形出现在 V_5、V_6 导联上,见于右心室肥大者或正常人。

(2)逆钟向转位:正常在 V_3、V_4 导联上的波形出现在 V_1、V_2 导联上,见于左心室肥大者或正常人。

8.正常心电图的波形特点及正常值

(1)P 波(窦性 P 波):①形态为钝圆形,在 I、Ⅱ、aVF、$V_4 \sim V_6$ 导联向上,在 aVR 导联向下,其余导联双向、倒置或低平均可。②肢体导联振幅一般小于 0.25mV,胸导联振幅小于 0.2mV。③时间一般小于 0.12 秒。

(2)PR 间期:0.12～0.20 秒。

(3)QRS 波群:①时间一般小于 0.12 秒,多数为 0.06～0.10 秒。②振幅为 $R_I < 1.5mV$,$R_{aVL} < 1.2mV$,$R_{aVF} < 2.0mV$,$R_{aVR} < 0.5mV$,$R_{V1} < 1.0mV$,$R_{V5} < 2.5mV$。③胸导联从 V_1 到 V_6,R 波逐渐增大,S 波逐渐减小,R/S 增大,形成 $R/S_{V1} < 1$、$R/S_{V3} = 1$、$R/S_{V5} > 1$ 的特点。肢体导联 I、Ⅱ主波向上,aVR 主波向下,其余导联向上、向下均可。

QRS 波群低电压:6 个肢体导联或胸导联的 QRS 波群正向波和负向波振幅的绝对值相加,肢体导联不应都小于 0.5mV,胸导联不应都小于 0.8mV,否则称为 QRS 波群低电压。

R 峰时间:指 QRS 波群起点至 R 波顶端垂直线的距离,代表心室激动由心内膜经心肌组织传导到心外膜的时间。正常人在 V_1、V_2 导联<0.04 秒,在 V_5、V_6 导联<0.05 秒。如有 R′ 波,则应测量至 R′ 顶点,如 R 波有切迹,则应测量至第二峰。

Q 波:时间<0.04 秒。振幅<同导联 R 波的 1/4。aVR 导联可有 Q 波;V_1、V_2 导联不应有 Q 波,但可以呈 QS 型。

(4)J 点:是 QRS 波群终末和 ST 段起始的交接点,多在等电位线上,随 ST 段的偏移而移位。①J 点上抬,心室复极提前,提示心肌梗死。②J 点下移,心室除极与心房复极并存,提示心肌缺血。

(5)ST 段:正常 ST 段多为一等电位线。①上抬,在 V_1、V_2 导联不应超过 0.3mV,在 V_3 导联不应超过 0.5mV,在 V_4～V_6 和肢体导联均不应超过 0.1mV。②下移,任一导联不应超过 0.05mV。

(6)T 波:①形态多与 QRS 主波方向一致,在 Ⅰ、Ⅱ、V_4～V_6 导联向上,在 aVR 导联向下,其余导联向上、向下或双向均可。若 V_1 导联向上,则 V_2～V_6 就不应再向下。②振幅除Ⅲ、aVF、aVL、V_1～V_3 导联外,其余导联 T 波一般不应低于同导联 R 波的 1/10。T 波有时在胸导联可高达 1.2～1.5mV。

(7)QT 间期:与心率快慢密切相关。当心率在 60～100 次/分时,正常范围为0.32～0.44 秒。

(8)U 波:产生机制尚未完全阐明,方向大体与 T 波一致,胸导联容易见到,以 V_3、V_4 导联比较明显,明显增高常见于低血钾。

异常心电图

心房、心室肥大

1.右心房肥大心电图诊断标准

(1)P 波高尖,振幅≥0.25mV(肺型 P 波)。

(2)P_{V1} 波直立振幅≥0.15mV,双向振幅算术和≥0.20mV。

(3)P 波电轴右移超过 75°。

2.左心房肥大心电图诊断标准

(1)P 波增宽≥0.12 秒。

(2)P 波常呈双峰型(二尖瓣型 P 波),两峰间距≥0.04 秒。

(3)PR 段缩短,P 波时间/PR 段时间>1.6。

(4)P 波终末电势(Ptf_{V_1})绝对值≥0.04mm・s。

3.双心房肥大心电图诊断标准

(1)P 波增宽≥0.12 秒,振幅≥0.25mV。

(2)P_{V1}高大双相,正、负振幅都超过正常值。

4.左心室肥厚心电图诊断标准

(1)QRS 波群高电压:R_{V5} 或 R_{V6}>2.5mV,R_{V5}＋S_{V1}>4.0mV(男)或>3.5mV(女),R_I>1.5mV,R_{aVL}>1.2mV,R_{aVF}>2.0mV,R_I＋S_{III}>2.5mV。

(2)额面 QRS 心电轴左偏。

(3)QRS 波群时间延长到 0.10~0.11 秒。

(4)ST－T 改变:R 波为主的导联 ST 下移,T 波低平、双向或倒置;S 波为主的导联 T 波直立。

5.右心室肥厚心电图诊断标准

(1)QRS 波群高电压:R_{aVR}>0.5mV,R_{V1}＋S_{V5}>1.05mV。

(2)R/S_{V1}>1,R/S_{V5}≤1,aVR 以 R 波为主。

(3)心电轴右偏≥＋90°。

(4)V_1、V_2导联 ST 段压低,T 波倒置。

6.双侧心室肥厚心电图诊断标准

(1)大致正常心电图。

(2)单侧左心室或右心室肥厚心电图。

(3)左、右心室都肥厚心电图。

▶ **心肌缺血**

1.缺血型心电图的改变

(1)心内膜下心肌缺血:出现与 QRS 波主波方向一致的高大对称 T 波,T 波改变的体表导联与缺血部位相对应。

(2)心外膜下心肌缺血:出现与正常方向相反的 T 向量,T 波倒置与缺血部位相对应。

典型的心肌缺血往往表现为 ST 段呈水平或下垂型下移,ST 段与 R 波夹角≥90°。

2.损伤型心电图的改变

(1)ST 段下移:水平型下移,下斜型下移。

(2)ST 段抬高(心外膜下缺血):弓背向上型 ST 段抬高提示急性严重心肌缺血。暂时性 ST 段抬高提示变异性心绞痛。持续性 ST 段抬高提示急性心肌梗死。弓背向下型 ST 段抬高也可以是心包炎。

3.缺血型心电图改变的临床意义

(1)约一半的冠心病患者未发作心绞痛时,心电图可以正常,或 ST 段改变、T 波改变,或同时出现。

(2)约 10% 的患者心绞痛发作时心电图正常。

(3)变异型心绞痛以冠状动脉痉挛为主要因素。

(4)ST 段呈持续性抬高,提示可能发生心肌梗死。

▶ 心肌梗死

(1)定义:冠状动脉突然阻塞,供血中断,心肌严重、持久缺血,导致心肌坏死。

(2)诊断心肌梗死的三大依据:症状、酶学、心电图。

(3)急性心肌梗死的图形特征:①"缺血型"改变,心内膜下缺血表现为 T 波对称,高而直立;心外膜下缺血表现为 T 波对称性倒置。②"损伤型"改变,内膜面或对侧心肌损伤时,ST 段平直压低;外膜面心肌损伤时,ST 段抬高,明显抬高可形成单向曲线。③"坏死型"改变时,可出现病理性 Q 波。

心肌梗死的分期特点见表 5-1。

表 5-1 心肌梗死的分期特点

分期	时间	心电图改变
早期 (超急性期)	急性心肌梗死的很早期,发病数分钟后	QRS 时间、振幅有所增加,ST 段向损伤面斜形升高,T 波振幅增加,指向损伤面

分期	时间	心电图改变
急性期	梗死后数小时或数日	ST 段起始部呈弓背向上抬高并逐渐下降至基线,坏死型 Q 波、损伤型 ST 段抬高和缺血型 T 波倒置可同时并存
近期 (亚急性期)	梗死后数周或数月	抬高的 ST 段基本恢复至基线,缺血型倒置 T 波逐渐变浅,直至恢复正常
陈旧期 (愈合期)	心肌梗死后 3~6 个月之后或更久	ST 段和 T 波不再变化,只留下坏死型 Q 波

(4)根据心电图改变,心肌梗死的定位如下。

前间壁:V_1、V_2、V_3。

前壁:V_3、V_4、V_5。

前侧壁:V_3、V_4、V_5、V_6、aVL、I。

下壁:II、III、aVF。

侧壁:V_6、I、aVL、V_5。

下间壁:II、III、aVF、V_1、V_2、V_3。

下侧壁:II、III、aVF、I、aVL、V_5、V_6。

正后壁:V_7、V_8、V_9。

心律失常

1.窦性心律

凡起源于窦房结的心律,称为窦性心律。

心电图特点:P 波规律出现,P 波形态表明激动来自窦房结;P 波在 II、III、aVF 直立,在 aVR 倒置;PR 间期大于 0.12 秒;频率为 40~150 次/分;正常窦性心律的频率一般为 60~100 次/分;同一导联中 PP 间期差值应小于 0.16 秒(图 5-9)。

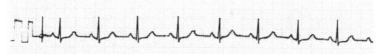

图 5-9　正常窦性心律

(1)窦性心动过速:是指窦性心律的频率大于 100 次/分。

(2)窦性心动过缓:是指窦性心律的频率小于 60 次/分。

(3)窦性心律不齐:是指窦性心律节律不等,同一导联上 PP 间期差异大于 0.12 秒。

(4)窦性静止(图 5-10):亦称窦性停搏,是指在规律的窦性心律中,在一段时间内窦房结停止发放冲动。心电图上在规则的 PP 间隔中突然没有了 P 波,而且所失去的 P 波之前与之后的 PP 间隔与正常 PP 间隔不成倍数关系。窦性静止后常出现逸搏。

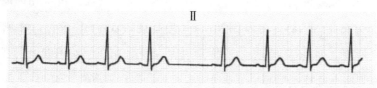

图 5-10　窦性静止

(5)病态窦房结综合征(sick sinus syndrome,SSS):是指起搏传导系统退行性病变以及与冠心病、心肌炎(尤其是病毒性心肌炎)、心肌病等疾病,可累及窦房结及其周围组织而产生一系列缓慢性心律失常,并引起头昏、黑矇、晕厥等临床表现。心电图表现为持续的窦性心动过缓,心率<50 次/分,且不易被阿托品等药物纠正;窦性停搏或窦房传导阻滞;在显著窦性心动过缓的基础上,常出现室上性快速心律失常(房速、房扑、房颤等),又称为慢-快综合征;如病变同时累及房室交界区,可出现房室传导障碍,或发生窦性静止时,长时间不出现交界性逸搏,此即称为双结病变。

2.期前收缩

(1)室性期前收缩:提早出现一个增宽变形的 QRS-T 波群,QRS 时限常>0.12 秒,T 波方向多与 QRS 主波方向相反。有完全性代偿间歇,期前收缩的 QRS 波前无 P 波,窦性 P 波可出现在期前收缩波的任意位置(图 5-11)。

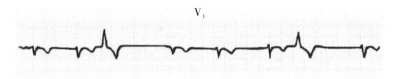

图 5 - 11　室性期前收缩

（2）房性期前收缩（图 5 - 12）：提前出现一个变异的 P′波，QRS 波一般不变形，P′R 间期＞0.12 秒；代偿间歇常不完全。

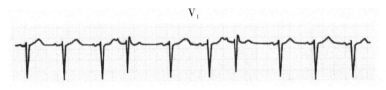

图 5 - 12　房性期前收缩

（3）（房室）交界性期前收缩（图 5 - 13）：QRS 波与窦性下传者相同或略有变异；逆行 P′波在Ⅱ、Ⅲ、aVF 导联倒置，aVR 导联直立；逆行 P′波可以出现在 QRS 波之中、之后或之前；P′R 间期＜0.12 秒；RP′间期＜0.20 秒；不能上传者可以无 P′波；大多为完全性代偿间歇。

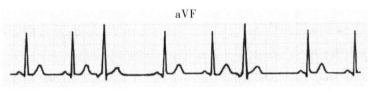

图 5 - 13　交界性期前收缩

3.异位性心动过速

异位性心动过速是异位节律点兴奋性增强或折返激动引起的快速异位心律（期前收缩连续 3 个或更多）。最常见的是阵发性心动过速，有突然发生、突然停止的特点，心室率快速而匀齐（通常在 150 次/分以上）。

（1）阵发性室上性心动过速（图 5 - 14）：QRS 波与窦性者相同（仅当伴有束支传导阻滞或因差异传导时可增宽变形），频率范围为 160～250 次/分，绝对匀齐。

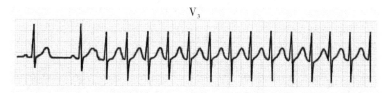

图 5 - 14 阵发性室上性心动过速

（2）阵发性室性心动过速（图 5 - 15）：QRS 波宽大畸形，时限大于 0.12 秒；继发性 ST - T 改变；心室律基本匀齐，频率为 140～200 次/分；房室分离；心室夺获或室性融合波。

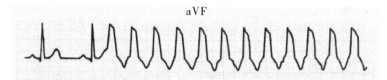

图 5 - 15 阵发性室性心动过速

（3）非阵发性心动过速：加速性的房性、交界性或室性自主心律；频率比窦性心律快，比阵发性心动过速慢，交界性心律频率为 70～130 次/分，室性心律频率为 60～100 次/分；没有阵发性发作与终止的特点，但极少数可不遵从以上规律。

（4）扭转型室性心动过速（图 5 - 16）：发作时呈室性心动过速特征；增宽变形的 QRS 波群围绕基线不断扭转其主波的正负方向；每次连续出现 3～10 个同类的波之后就会发生扭转，翻向对侧。

病因：先天性长 QT 间期综合征（最典型），严重房室传导阻滞，逸搏心律伴巨大的 T 波，低钾、低镁伴有异常的 T 波及 u 波，某些药物（如奎尼丁、胺碘酮）等。

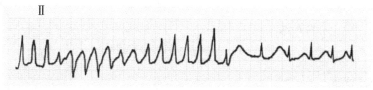

图 5 - 16 扭转型室性心动过速

4. 扑动与颤动

（1）心房扑动（图 5 - 17）：简称为房扑，无正常 P 波，代之以连续的锯齿状 F 波（扑动波），F 波间无等电位线，波幅大小一致，间隔规则，频率为 250～350 次/分，大多不能全部下传,而以 2∶1 或 4∶1 下传,故心室律规则。

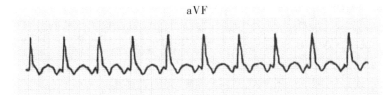

图 5-17　心房扑动

(2)心房颤动(图 5-18):简称为房颤,P 波消失,代之以大小不等、形状各异的 f 波(颤动波);心房 f 波的频率为 350～600 次/分;QRS 波一般不增宽,律不齐;房颤伴有室内差异传导时,易出现一个增宽变形的 QRS 波。

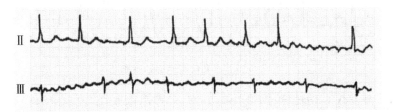

图 5-18　心房颤动

(3)心室扑动与心室颤动(图 5-19):简称为室扑与室颤,室扑无正常 QRS-T 波群,代之以连续快速而相对规则的大振幅波动,频率达 200～250 次/分,心脏失去排血功能。室颤的 QRS-T 波群完全消失,出现大小不等、极不匀齐的低小波,频率达 200～500 次/分。

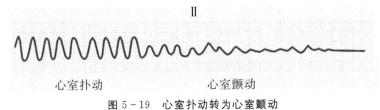

心室扑动　　　　　　心室颤动

图 5-19　心室扑动转为心室颤动

5.传导阻滞

传导阻滞按阻滞发生的部位可分为窦房传导阻滞、房室传导阻滞、房内传导阻滞。按阻滞程度可分为一度(传导延缓)、二度(部分激动传导发生中断)、三度(传导完全中断)。

(1)窦房传导阻滞如下。一度窦房传导阻滞观察不到。二度窦房传导阻滞可出现心房、心室漏搏间歇，这一长间歇恰等于正常窦性 PP 间距的倍数，此称二度Ⅱ型窦房阻滞，较易诊断（图 5-20）。三度窦房传导阻滞难与窦性静止相鉴别。

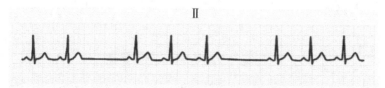

图 5-20　二度Ⅱ型窦房传导阻滞

（2）房室传导阻滞如下。

一度房室传导阻滞：PR 间期延长≥0.21 秒（图 5-21）。

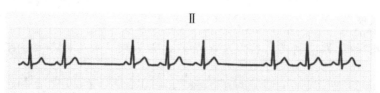

图 5-21　一度房室传导阻滞

二度房室传导阻滞：二度Ⅰ型房室传导阻滞（MorbizⅠ型，莫氏Ⅰ型），表现为P 波规律出现，PR 间期逐渐延长，直到一个 P 波后脱漏一个 QRS 波群，漏搏后PR 间期又趋缩短，之后又复逐渐延长，如此周而复始地出现，称为文氏现象（图 5-22）。二度Ⅱ型房室传导阻滞（MorbizⅡ型，莫氏Ⅱ型）表现为 PR 间期恒定（正常或延长），部分 P 波后无 QRS 波群（图 5-23）。

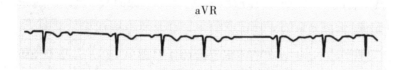

图 5-22　二度Ⅰ型房室传导阻滞（MorbizⅠ型）

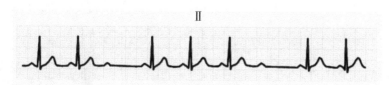

图 5-23　二度Ⅱ型房室传导阻滞（MorbizⅡ型）

三度房室传导阻滞：P 波与 QRS 波毫无相关性，各保持自身的节律；心房率高于心室率；伴有交界性（多见）或室性逸搏（图 5-24）。

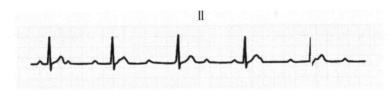

图 5-24　三度房室传导阻滞

(3)室内传导阻滞:可根据 QRS 波群的时限是否≥0.12 秒而分为完全性与不完全性束支传导阻滞。

完全性右束支传导阻滞(图 5-25):QRS 波群时限≥0.12 秒。QRS 波群改变,V_1 或 V_2 导联 rsR′型或 M 形,R′峰时间>0.05 秒。Ⅰ、V_5、V_6 导联 S 波增宽而有切迹,时限≥0.04 秒。aVR 导联呈 QR 型,其 R 波宽而有切迹。V_1、V_2 导联 ST 段轻度压低,T 波倒置。Ⅰ、V_5、V_6 导联 T 波方向一般与终末 S 波方向相反,仍为直立。

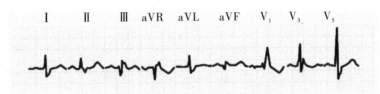

图 5-25　完全性右束支传导阻滞

完全性左束支传导阻滞(图 5-26):QRS 波群时限≥0.12 秒。V_1、V_2 导联呈 rS 波(其 r 波极小,S 波明显加深增宽)或呈宽而深的 QS 波。Ⅰ、aVL、V_5、V_6 导联 R 波增宽,顶峰粗钝或有切迹。V_5、V_6 导联 R 峰时间>0.06 秒,Ⅰ、V_5、V_6 导联 q 波一般消失。心电轴可有不同程度的左偏,ST-T 方向与 QRS 主波方向相反。

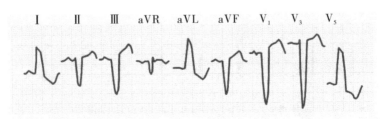

图 5-26　完全性左束支传导阻滞

左前分支传导阻滞(图 5-27):QRS 波群心电轴左偏在－90°～－45°,QRS

波有较肯定的诊断价值；Ⅱ、Ⅲ、aVF 导联 QRS 波呈 rS 型，$S_Ⅲ > S_Ⅱ$；Ⅰ、aVL 导联呈 qR 型，$R_{aVL} > R_Ⅰ$；QRS 时限轻度延长，但 <0.12 秒。

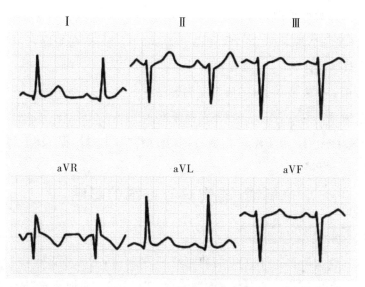

图 5-27 左前分支传导阻滞

左后分支传导阻滞（图 5-28）：QRS 波群心电轴右偏在 +90°～+180°，超过 +120°有较肯定的诊断价值；Ⅰ、aVL 导联 QRS 波呈 rS 型；Ⅲ、aVF 导联呈 qR 型；q<0.025 秒；$R_Ⅲ > R_Ⅱ$；QRS 时限<0.12 秒。

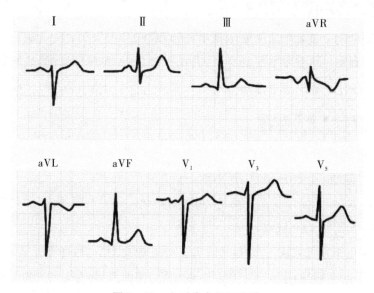

图 5-28 左后分支传导阻滞

双分支和三分支传导阻滞：左、右束支及左束支分支不同程度的传导障碍分别构成不同组合的双分支传导阻滞和三分支传导阻滞。

6.预激综合征心电图特点

(1)经典型预激综合征：短 PR 间期(<0.12 秒)；QRS 起始部有预激波(delta 波)；宽 QRS；继发性 ST-T 改变。

A 型预激：V_1 主波向上，一般为左侧旁道。

B 型预激：V_1 主波向下，一般为右侧旁道。

(2)LGL 综合征(短 PR 综合征)：PR 间期<0.12 秒，但 QRS 起始部无预激波。

电解质、药物对心电图的影响

▶ 高血钾对心电图的影响

(1)$[K^+]$>5.5mmol/L：QT 间期缩短，T 波高尖，基底部变窄。

(2)$[K^+]$>6.5mmol/L：QRS 波群增宽，PR 及 QT 间期延长，R 波电压降低及 S 波加深，ST 段压低。

(3)$[K^+]$>7mmol/L：QRS 波群进一步增宽，PR 及 QT 间期进一步延长；P 波增宽，振幅减低，甚至消失。

▶ 低血钾对心电图的影响

ST 段压低；T 波低平或倒置；u 波增高(u 波>0.1mV 或 u/T>1 或 T-u 融合、双峰)；QT 间期一般正常或轻度延长，表现为 QT-u 间期延长；明显的低血钾可使 QRS 波群时限延长，P 波振幅增高。

▶ 药物对心电图的影响

(1)u 波异常如下。

幅度增加：低血钾、洋地黄、胺碘酮。

u 波倒置：见于综合医院 1‰ 的心电图。常见原因有高血压、主动脉瓣和二尖瓣病变、右室肥大、心肌缺血。

即使心电图其他表现正常，孤立的负性 u 波也强烈提示病理生理状态的存在。

(2)QT 间期缩短：高血钾、高血钙、酸中毒、洋地黄、短 QT 间期综合征。

(3)QT 间期延长：先天性/获得性长 QT 间期综合征。

总结一：心电图的作用

(1)心电图主要反映心脏激动的电学活动。

(2)心电图对各种心律失常和传导障碍的诊断分析具有肯定的价值。

(3)特征性心电图演变是诊断心肌梗死可靠而实用的方法。

(4)房室肥大、心肌受损和心肌缺血、药物和电解质紊乱都可引起一定的心电图变化,有助于诊断。

(5)对于瓣膜活动、心音变化、心肌功能状态等,心电图不能提供直接诊断依据。

总结二：无临床心脏病变的异常心电图

(1)ST段:早期复极,见于下壁和左前胸导联,少数情况见于右胸导联。

(2)T波异常:①持续出现的"少年型T波"。②中年妇女右胸导联T波倒置。③中部心前区导联孤立性T波倒置。④多种生理因素改变的正常心脏的T波异常。

(3)QRS波:①aVL、V_1、V_2导联呈QS型。②Ⅲ、aVF导联呈QS或QR型。③V_1、V_2有高的R波。④左室导联R波增高。

总结三：结合临床解释心电图需谨慎

(1)心电图正常不一定心脏就正常。

(2)心电图异常不一定心脏就异常。

(3)有临床意义的心电图不一定都需要治疗。

(4)心电图改变越明显,疾病不一定越重。

(5)动态观察心电图改变最有意义。

第二节　肺功能检查

▶ **意义**

肺功能检查是诊断呼吸系统疾病的必要检查之一,对于早期检出肺、气道病变,评估疾病的病情严重程度及预后,评定药物或其他治疗方法的疗效,鉴别呼吸困难的原因,诊断病变部位,评估肺功能对手术的耐受力或劳动强度耐受力及对危重患者的监护等方面有重要的指导意义。

肺功能检查的临床意义如下。

(1)健康者:评价呼吸生理功能的基本状况。

(2)患者:明确通气功能障碍的程度和类型。通气功能障碍的分型有阻塞性(慢性阻塞性肺疾病、支气管哮喘、大气道梗阻)、限制性(如重症肺炎、肺间质纤维化、ARDS、胸膜肥厚、胸腔积液、神经与肌肉疾病)和混合性(合并阻塞性和限制性两种)。

适应证

(1)鉴别呼吸困难、慢性咳嗽的原因,用于诊断支气管哮喘、慢性阻塞性肺疾病等,以及胸、腹部手术的术前评估。

(2)监测药物及其他干预性治疗的反应,评估胸部手术后肺功能的变化,评估心肺疾病康复治疗的效果,公共卫生流行病学调查,运动、高原、航天和潜水等医学研究。

(3)评价肺功能损害的性质和类型,评价肺功能损害的严重程度并判断预后,职业性肺疾病劳动力鉴定。

禁忌证

(1)绝对禁忌证:近3个月患心肌梗死、脑卒中、休克,近1个月有严重心功能不全、严重心律失常、不稳定型心绞痛,近1个月大咯血、癫痫发作需要药物治疗,未控制的高血压病(收缩压>200mmHg,舒张压>100mmHg),主动脉瘤,严重甲状腺功能亢进。

(2)相对禁忌证:心率>120次/分,气胸、巨大肺大疱且不准备手术治疗,怀孕,鼓膜穿孔(需先堵塞耳道后再测定),近1个月有呼吸道感染,免疫力低下,患有呼吸道传染性疾病(如肺结核、流感等)。

检查仪器准备

(1)肺功能检查仪器应满足一定的技术要求,可参考美国胸科协会(ATS)或欧洲呼吸学会(ERS)的标准。

(2)每次启动肺量计时需经容量定标器定标,确认该肺量计工作正常(误差应≤3%)。每天测试前,必须进行环境校准;每次开机时必须进行容量定标;每周至少进行一次线性定标;如果中途更换或清洗传感器,则需要再次定标。

（3）做室温、室压、湿度等的校正，通常采用体温（37℃）、标准大气压（760mmHg）、饱和水蒸气状态（BTPS）做校正，因气体容易受这些因素的影响。有些仪器需人工输入检查时的室温、大气压、室内湿度等，以对上述因素进行校正。通常每次开机均需做 BTPS 校正，日间室温变化较大的实验室亦需做适时校正。

▶ 检查动作规范

肺功能检查需要指导者和受检者密切配合。

1. 指导者

指导者的细心解释和良好示范是检查成功的关键之一，因此指导者在做肺功能检查前应接受严格培训。在检查开始前要做好以下工作。

（1）详细询问受检者病史、吸烟史、最近用药情况（包括使用的药物，有否使用影响支气管功能的支气管舒张剂如肾上腺素能受体兴奋剂、胆碱能受体拮抗剂、黄嘌呤类药物，支气管收缩剂如肾上腺素能受体抑制剂等；使用的剂量；使用的时间等）。需排除受试者是否有肺功能检查的禁忌证。

（2）为准确得到受检者的肺功能预计值，测量其身高和体重时应脱鞋、轻衣测量。

（3）向受检者详细解释检查步骤及注意事项，务求让受试者理解为何需要其良好配合。

（4）指导者示范完全吸气和用力连续呼气。检查时指导者通过身体语言或用手按压受检者的肩膀等提示有助于受检者的呼吸配合。在受检者检查时，可不断提示和鼓励受检者，使其能按照指导者的指令完成用力呼吸动作。

2. 受检者

受检者的良好配合也是肺功能检查的关键一环。受检者取坐位并坐直，不能靠背，双脚着地，双目平视，避免头过后仰或低头俯身。正确的坐姿能使受检者获得最大的呼吸量。按指导者指令练习用力呼吸动作，掌握检查动作要领。如受检者不能良好配合，将使肺功能检查失去意义。

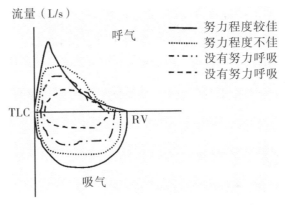

图 5－29　用力呼吸对流量-容积曲线的影响

图 5－29 中可见随努力呼吸程度的加大,呼气早期的流量也渐次增大,爆发呼气努力程度最佳者可见呼气流量迅速上升至最大值,有尖峰出现。爆发呼气努力程度较低者尖峰平顿,甚至没有尖峰出现。

▶ 操作流程

1. 通气功能检查

(1)检查方法和步骤:①因鼻子被夹住,所以应保持用嘴呼吸;②尽可能含紧口嘴,保证测试过程中不漏气;③尽可能配合操作者的口令,即时做呼气和吸气动作;④尽最大努力吸气,然后以最大力量、最快速度呼出。

(2)检查内容:包括肺容积及通气功能两方面。肺容积评估静态肺容积,通气功能评估动态肺容积。

肺容量:在呼吸运动中, 呼吸幅度不同可以引起肺内容纳气量的变化。

基础肺容积:平静状态下,测定一次呼吸所出现的容积变化。

四个指标:潮气容积(tidal volume,VT)、补吸气容积(inspiratory reserve volume,IRV)、补呼气容积(expiratory reserve volume,ERV)、残气容积(residual volume,RV)。潮气容积(VT)指在平静呼吸时, 一次吸入和呼出的气量;补吸气容积(IRV)指平静吸气后所能吸入的最大气量;补呼气容积(ERV)指平静呼气后能继续呼出的最大气量;残气容积(RV)指补呼气后肺内不能呼出的残留气量。

肺的四种容量:深吸气量(inspiratory capacity,IC)、肺活量(vital capacity,

VC)、功能残气量(functional residual capacity,FRC)、肺总量(total lung capacity,TLC)。深吸气量(IC)指平静呼气后能吸入的最大气量,由潮气容积与补吸气容积组成;肺活量(VC)指最大吸气后能呼出的最大气量,由深吸气量与补呼气容积组成;功能残气量(FRC)指平静呼气后肺内所含有的气量,由补呼气容积与残气容积组成;肺总量(TLC)指深吸气后肺内所含有的总气量,由肺活量与残气容积组成(图5-30)。

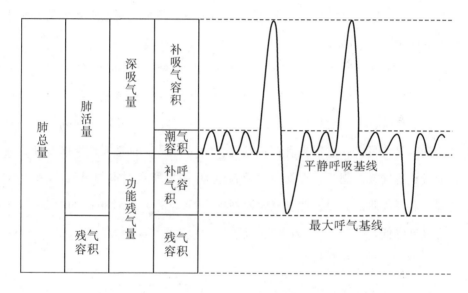

图5-30 肺容积及组成

潮气容积、深吸气量、补呼气容积和肺活量可用肺量计直接测定,功能残气量及残气容积不能直接用肺量计测定,只能采用间接的方法测定。肺总量可由肺活量与残气容积相加求得。

肺活量减低见于胸廓畸形、肺扩张受限,肺组织损害,气道阻塞。功能残气量改变常与残气容积改变同时存在。阻塞型肺部疾患如支气管哮喘、肺气肿等可使残气容积增加。限制型肺部疾患如弥漫性肺间质纤维化、肺占位性疾病、肺切除后肺组织受压等可使残气容积减少。临床上以残气容积/肺总量百分比作为考核指标。

肺通气:肺通气功能测定的是单位时间内肺脏吸入或呼出的气量。

每分钟静息通气量(minute ventilation,VE):是潮气容积与每分钟呼吸频率的乘积。正常成人静息状态下每分钟呼吸次数约为 15 次,潮气容积为 500mL,VE 正常值为 5～8L/min。VE＞10L/min 提示通气过度,易发生呼吸性碱中毒;VE＜3L/min 提示通气不足,易发生呼吸性酸中毒。

潮气容积中有 140mL 气体存留在气道内不进行气体交换,称为解剖无效腔,故肺泡通气量仅为 5.5L/min。若呼吸浅快,则解剖无效腔通气量相对增高,影响肺泡通气量。进入肺泡的气量可因局部血流量不足致使气体不能与血液进行气体交换,这部分气体称为肺泡无效腔量。肺泡无效腔量加上解剖无效腔量合称为生理无效腔量。

$$肺泡通气量＝(潮气容积－生理无效腔量)×呼吸频率$$

肺泡通气量不足常见于肺气肿;肺泡通气量增加见于过度通气综合征。

最大通气量(MVV):是单位时间内以最快的速度和尽可能深的幅度进行呼吸所得到的通气量。一般嘱患者深快呼吸 12 秒,将得到的通气量乘以 5 即为每分钟的最大通气量。它是一项简单的负荷试验,用以衡量气道的通畅度、肺和胸廓的弹性和呼吸肌的力量。严重程度评判标准:正常人≥预计值的 80%,60%～79% 为轻度降低,40%～59% 为中度降低,＜40% 为重度降低。

通气储备能力的考核指标:

$$通气储量百分比＝\frac{MVV－每分钟静息通气量}{MVV}×100\%$$

通气储量百分比正常值为 93% 以上,常作为能否承受胸部手术的判定指标;小于 86% 时,胸部手术应慎重。

用力肺活量(FVC):是用最大力量、最快速度所做的呼气肺活量。可由此计算出第 1 秒用力呼气容积(FEV_1)占用力肺活量之比。用力肺活量是当前最佳的测定项目,可以反映较大气道的呼气期阻力,可用作慢性支气管炎、支气管哮喘和肺气肿的辅助诊断手段,也可考核支气管扩张剂的疗效。

评价通气功能障碍:阻塞性疾病 FEV_1、FEV_1/FVC 减少。限制性病变 FEV_1/FVC 正常或增高(甚至高达 100%)。

(3)通气功能的临床应用(表 5－2)具体如下。

表 5-2 肺通气功能障碍的程度

项目		阻塞性	限制性	混合性
肺容量指标	VC	N 或 ↓	↓ ↓	↓
	TLC	↑	↓	不一定
	RV	↑	N 或 ↓	不一定
	RV/TLC	↑	不一定	不一定
通气功能指标	FVC	N 或 ↓	↓ ↓	↓ ↓
	FEV$_1$	↓ ↓	N 或 ↓	↓ ↓
	FEV$_1$/FVC	↓ ↓	N 或 ↓	N 或 ↓
	MVV	↓ ↓	↓ ↓	↓ ↓
	MMEF	↓ ↓	↓	↓ ↓

注:N 代表正常,↓代表下降,↑代表上升。MMEF 为最大呼气中期流量。

通气功能障碍程度的判断应结合临床资料,其划分的目的是协助临床医生判断疾病的严重程度(表 5-3)。

表 5-3 肺通气功能障碍的程度分级

严重程度	FEV$_1$/FVC
轻度	≥70%,但<LLN;或<LLN
中度	60%～69%
中重度	50%～59%
重度	35%～49%
极重度	<35%

临床上 FVC、FEV$_1$、PEF(最大呼气流量)等一般以参考值的 80% 为 LLN(正常值下限)。

《肺功能检查指南》推荐以 FEV$_1$/FVC≥92% 预计值为正常。

支气管舒张试验:受试者先测定基础肺功能,测定 FEV$_1$ 或 FEV$_1$/FVC 降低时,吸入沙丁胺醇 0.2mg,15～20 分钟后重复测定 FEV$_1$ 及 FEV$_1$/FVC。支气管舒张试验的舒张前、后的流量-容积曲线和时间-容积曲线改变如图 5-31 所示。

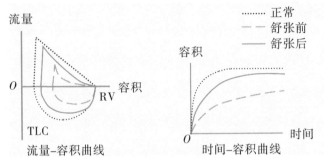

图 5-31　支气管舒张试验的流量-容积曲线及时间-容积曲线改变

判定标准：

$$改变率 = \frac{用药后\ FEV_1 - 用药前\ FEV_1}{用药前\ FEV_1} \times 100\%$$

$$改变值 = 用药后\ FEV_1 - 用药前\ FEV_1$$

支气管舒张试验阳性：FEV_1 增加率 ≥12%，且绝对值增加 ≥200mL。

支气管舒张试验阴性：达不到上述标准。

支气管激发试验：是通过化学、物理、生物等人工刺激，诱发气道平滑肌收缩，并借助肺功能指标的改变来判断支气管是否缩窄及其程度的方法，是检测气道高反应性最常用、最准确的临床检查。一般采用非特异性的支气管痉挛药物，如组胺和醋甲胆碱等，按标准的剂量规程，通过雾化吸入到达支气管，然后反复检查肺功能，如通气功能的流速容量环等，观察支气管的反应。一旦观察的参数，如 FEV_1 下降了 20% 以上（与用药前比较），或者受检者出现明显不适及临床症状，按照中华医学会的标准，就可以判定该受检者支气管激发试验阳性。

支气管激发试验判定标准是使 FEV_1 降低 20% 所需的药物累积量（$PD_{20}FEV_1$）。醋甲胆碱 $PD_{20}FEV_1 < 12.8\mu mol$，组胺 $PD_{20}FEV_1 < 7.8\mu mol$，均提示支气管激发试验阳性。支气管高反应性分级见表 5-4。

表 5-4　支气管高反应性分级

分级	组胺	醋甲胆碱
	$PD_{20}FEV_1[mg(\mu mol)]$	$PD_{20}FEV_1[mg(\mu mol)]$
重度	<0.031(0.1)	<0.035(0.18)

分级	组胺	乙酰甲胆碱
	$PD_{20}FEV_1[mg(\mu mol)]$	$PD_{20}FEV_1[mg(\mu mol)]$
中度	0.031~0.275(0.1~0.8)	0.035~0.293(0.18~1.4)
轻度	0.276~1.012(0.9~3.2)	0.294~1.075(1.5~5.4)
可疑或极轻度	1.013~2.400(3.3~7.8)	1.076~2.500(5.5~12.8)
正常	>2.400(>7.8)	>2.500(>12.8)

2.换气功能检查

肺换气功能是指肺泡与肺毛细血管间进行的气体交换功能,反映肺换气功能的指标有肺弥散功能、通气/血流比值(V/Q)。

(1)肺弥散功能:弥散是指分子从高浓度区移向低浓度区的一种倾向,肺弥散指氧和二氧化碳通过肺泡毛细血管膜的过程。弥散功能常用的评价指标有两种。①$D_L CO$ 是指单位时间内、单位压力差下通过肺泡毛细血管膜进入毛细血管血液中的 CO 量,实测值与预计值的百分比>80%为正常。②弥散系数($D_L CO/VA$)是一氧化碳弥散量与肺泡通气量之比,实测值与预计值的百分比>80%为正常。弥散功能损害严重程度分级见表5-5。

表5-5 弥散功能损害严重程度分级

严重程度分级	$D_L CO$ 占预计值的百分比
正常	≥80%或 LLN
轻度	60%~79%或 LLN
中度	40%~59%
重度	<40%

任何可引起有效弥散面积减少或使有效弥散距离增加的疾病都将导致弥散量减少。①有效弥散面积减少:肺切除、肺不张、气道阻塞、肺栓塞等。②有效弥散距离增加:肺间质纤维化、结节病、肺泡细胞癌、石棉肺、肺水肿等。

弥散量与弥散膜两侧气体分压差也有关,增加吸入氧浓度使肺泡氧气浓度提高,肺泡-肺毛细血管氧分压差增大,弥散量增加,故由弥散功能障碍引起的低氧血症可通过氧疗纠正。

(2)通气/血流比值(V/Q):正常成人在静息状态下,每分钟肺泡通气量约4L,肺血流量约5L,通气/血流比值(V/Q)为0.8。但由于通气与血流均受重力、体位和肺容积等的影响,通气/血流比值也存在区域性差异。

无效腔通气:血流障碍时,通气超过血流,即 V/Q>0.8。

动静脉分流:气道阻塞时,通气低于血流,即 V/Q<0.8。

测定方法:通常通过测定无效腔量、肺内分流量和肺泡-动脉氧分压差来间接反映 V/Q。

通气/血流比值(V/Q)的临床意义:V/Q 失调是肺部疾病产生缺氧的主要原因。

V/Q 失调常见于:①肺血管阻塞,如肺栓塞、肺血栓形成。②气道阻塞,如慢性阻塞性肺疾病、痰液潴留。③肺扩张障碍,如肺水肿、肺充血、肺不张、肺炎、肺纤维化。④肺泡毛细血管网破坏,如阻塞性肺气肿。

▶ 常见并发症

用力通气功能检查(如 FVC、MVV 等)临床常见的并发症有咳嗽、喘息、头晕、手指麻木等,偶有晕厥、咯血、气胸、血压升高、心律异常、癫痫发作、下颌关节脱位等。

支气管激发试验较常见的并发症是咳嗽、胸闷、喘息和呼吸困难。

▶ 注意事项

(1)肺功能测试前患者须安静休息15分钟,调整呼吸,待呼吸稳定后再进行检查。

(2)高热、剧咳、极度衰弱患者暂不适宜做肺功能检查。

(3)肺大疱、自发性气胸患者不能做肺功能检查。

(4)大咯血患者须止血2周后才能做肺功能检查。

(5)呼吸道传染病患者暂时不能做肺功能检查。

(6)测试前须校正肺功能仪器的环境参数。

（7）如果怀疑患者有哮喘，在检查前须停用平喘药物，停药时间要遵照医嘱执行。

（8）凡是有血压不稳定或者心脏病发作等禁忌证的患者暂时不能做肺功能检查。

（9）检查前询问病史及过敏史，避免对通气功能障碍患者或对支气管激发试验药物过敏者进行激发试验。

（10）检查者与被检查者尽量配合，以确保数据的准确性。

▶ 并发症及处理

1. 呼吸性碱中毒

呼吸性碱中毒是由于患者反复用力深大呼吸、过度通气，呼出二氧化碳过多所致。主要症状有头晕、手足指端和面部口周麻木或有针刺感、轻微手颤等，严重者可出现昏厥。此时，应让患者尽量放松，避免过度紧张，并注意保护患者，让患者坐在有靠背的椅子上，必要时让患者平卧，以防摔倒受伤。一般5～10分钟可自行缓解，如果仍未恢复，可用硬纸卷成喇叭状，罩在患者的口鼻部，或者戴口罩，使呼出的二氧化碳部分回吸。

2. 支气管哮喘急性发作

支气管哮喘急性发作是在基础通气功能检查中出现的，主要是激发因素（激发药物、运动等）诱发气道痉挛所致。主要症状有咳嗽、胸闷、气促、喘息等，伴有通气功能下降、肺部喘鸣音，一般吸入短效 β_2 受体激动剂可迅速缓解。支气管激发试验引起的支气管哮喘急性发作的急救方案：①立刻停止雾化吸入激发药物；②吸入 β_2 受体激动剂；③吸氧，可通过鼻导管或面罩吸氧；④立即建立静脉通道，可采用茶碱静脉滴注或推注，必要时静脉滴注全身激素；⑤立即准备急救车，做好气管插管准备，同时打麻醉科电话或请求会诊；⑥重度哮喘患者经上述积极治疗后，大多数可得到缓解，少数患者需建立人工气道和机械通气。

3. 激发药物的不良反应

激发药物使心肌兴奋、收缩力增强、心率加快，可产生头痛、面色潮红、心悸等症状。激发药物可促进胃肠平滑肌蠕动和胃肠分泌消化液，引起恶心、呕吐、腹痛等,这种症状多发生于儿童。此时不伴有通气功能下降,多数经休息 15～30 分钟可自行缓解,少数患者症状延长至 2.5～4 小时。

4. 舒张药物的不良反应

支气管舒张实验药物常用选择性 β_2 肾上腺素受体激动剂,该药作用于骨骼肌上的 β_2 受体可引起骨骼肌收缩力增强,产生肌肉震颤(如手颤等)症状;作用于心血管系统常表现为外周血管舒张及代偿性心率加速,产生心悸症状。在行舒张实验前需了解受试者用药史,并检查其基础心率(心律),如对 β_2 肾上腺素受体激动剂较敏感者宜减少用药量。心率过快不能耐受者可谨慎使用 β_2 肾上腺素受体拮抗剂予以对抗。

5. 少见并发症

肺大疱患者突发胸痛、胸闷、呼吸困难,应考虑肺大疱破裂气胸;支气管扩张症患者用力呼气致血管破裂,可出现咯血;心功能不稳定者可发生心律失常;还有下颌关节脱臼、癫痫发作、腹部肌肉抽搐、低血糖症等。遇到这些情况均应及时对症处理,避免发生后遗症。

复习思考题

一、选择题

1. 患者,男,55 岁,有吸烟史 30 年,活动后气促 3 年。下列指标对诊断肺气肿最有意义的是(　　)

　A. 心电图呈低电压　　　　　　　　B. $FEV_1/FVC < 70\%$

　C. 最大残气量<预计值 80%　　　　D. 残气容积/肺总量>40%

　E. 动脉血氧分压下降

2. 患者,男,72 岁,有糖尿病病史 3 年、脑血栓病史 1 年。吸烟 40 年,每日 1 包。既往咳嗽、咳痰 30 年,活动后气短 10 年,最近半年出现双下肢水肿。肺功能检查结果:阻塞性通气功能障碍,FVE_1 占预计值的 45%。超声心动图显示右心室肥厚,右心室流出道增宽。该患者的初步诊断为(　　)

A. 支气管扩张   B. 原发性肺动脉高压

C. 慢性阻塞性肺疾病   D. 肺源性心脏病

E. 慢性阻塞性肺疾病合并肺源性心脏病

3. 患者,男,60岁,慢性咳嗽20年,气短3年,双下肢浮肿半年。4天前受凉后气短较前加重,神志恍惚,轻度嗜睡。血气分析:pH值为7.25,PaO_2为55mmHg,$PaCO_2$为85mmHg,BE为8mmol/L,HCO_3^-为20mmol/L。此结果符合( )

A. 呼吸性酸中毒代偿期,Ⅰ型呼吸衰竭

B. 呼吸性酸中毒合并代谢性碱中毒,Ⅱ型呼吸衰竭

C. 代谢性碱中毒合并代谢性酸中毒,Ⅰ型呼吸衰竭

D. 呼吸性酸中毒合并代谢性酸中毒,Ⅱ型呼吸衰竭

E. 呼吸性酸中毒失代偿期,Ⅱ型呼吸衰竭

4. 患者,男,67岁,有糖尿病病史3年、脑梗死病史1年。咳嗽、咳痰10余年,活动后气短5年,间断双下肢浮肿2年。3天前,患者受凉后出现咳喘加重,并逐渐出现嗜睡状况,问之可答。尿量减少。查体:口唇发绀,双肺叩诊呈过清音,双肺呼吸音低,呼气相延长,可闻及干、湿啰音,双下肢凹陷性水肿。患者查动脉血气,最可能的是( )

A. pH值为7.36,PaO_2为45mmHg,$PaCO_2$为75mmHg

B. pH值为7.38,PaO_2为75mmHg,$PaCO_2$为45mmHg

C. pH值为7.40,PaO_2为65mmHg,$PaCO_2$为45mmHg

D. pH值为7.37,PaO_2为60mmHg,$PaCO_2$为35mmHg

E. pH值为7.41,PaO_2为63mmHg,$PaCO_2$为48mmHg

5. 患者,女,64岁,患慢性支气管炎、肺气肿20余年,加重1周入院。入院查动脉血气:pH值为7.31,PaO_2为53mmHg,$PaCO_2$为67mmHg,HCO_3^-为21mmol/L。目前该患者酸碱失衡类型最可能的是( )

A. 呼吸性酸中毒   B. 呼吸性碱中毒

C. 呼吸性酸中毒合并代谢性酸中毒   D. 呼吸性酸中毒合并代谢性碱中毒

E. 呼吸性酸中毒合并代谢性酸中毒和代谢性碱中毒

6. 下列血气分析变化属于Ⅰ型呼吸衰竭的是（　　）

A. PaO_2 为 65mmHg，PCO_2 为 40mmHg

B. PaO_2 为 55mmHg，PCO_2 为 50mmHg

C. PaO_2 为 50mmHg，PCO_2 为 40mmHg

D. PaO_2 为 85mmHg，PCO_2 为 55mmHg

E. PaO_2 为 75mmHg，PCO_2 为 30mmHg

7. 有高碳酸血症的慢性呼吸衰竭者，最适宜的吸氧浓度是（　　）

A. 15%～20%　　　　　　　　　B. 25%～30%

C. 35%～40%　　　　　　　　　D. 40%～50%

E. ＞50%

8. 用于鉴别 COPD 和支气管哮喘的试验是（　　）

A. 过敏原试验　　　　　　　　　B. 支气管激发试验

C. 低氧激发试验　　　　　　　　D. 运动试验

E. 支气管扩张试验

9. 下列肺功能检查结果不符合阻塞性通气功能障碍的是（　　）

A. VC 减低或正常　　　　　　　B. RV 增加

C. TCL 正常或增加　　　　　　 D. FEV_1/FVC 减低

E. MMFR 正常

10. 下列属于 COPD 诊断金标准的是（　　）

A. 吸烟等高危因素

B. 慢性支气管炎＋逐渐加重的呼吸困难

C. 肺功能异常

D. 体征：肺气肿、气流受限

E. 进行性加重的呼吸困难

11. 心电图上 P 波反映的是（　　）

A. 窦房结除极　　　　　　　　　B. 窦房结复极

C. 心房除极　　　　　　　　　　D. 心房复极

E. 房室结除极

12. 关于胸导联电极的安放，下列不正确的是（　　）

　　A. V_1 安放在胸骨右缘第 4 肋间　　　B. V_2 安放在胸骨左缘第 4 肋间

　　C. V_3 安放在 V_2 与 V_4 连线的中点　　D. V_4 安放在左侧第 5 肋间锁骨中线处

　　E. V_5 安放在左侧第 5 肋间腋中线处

13. 做心电图检查时一般采用的走纸速度为（　　）

　　A. 15mm/s　　　　　　　　　　　B. 25mm/s

　　C. 50mm/s　　　　　　　　　　　D. 75mm/s

　　E. 100mm/s

14. 下列提示 P 波异常的是（　　）

　　A. Ⅱ导联 P 波直立　　　　　　　B. Ⅲ导联 P 波双向

　　C. aVR 导联 P 波倒置　　　　　　D. aVL 导联 P 波不明显

　　E. V_5 导联 P 波倒置

15. 心电图反映的是（　　）

　　A. 单个心肌细胞的电活动　　　　B. 心室肌的电活动

　　C. 心房肌的电活动　　　　　　　D. 心脏特殊传导系统的电活动

　　E. 在体表记录完整心脏的电活动

16. PR 间期的正常值是（　　）

　　A. 0.12～0.16 秒　　　　　　　　B. 0.10～0.20 秒

　　C. 0.12～0.20 秒　　　　　　　　D. 0.06～0.10 秒

　　E. 0.16～0.22 秒

17. 心电图上 RR 间期为 0.8 秒时，心率应该是（　　）

　　A. 60 次/分　　　　　　　　　　B. 75 次/分

　　C. 80 次/分　　　　　　　　　　D. 100 次/分

　　E. 120 次/分

18. 当心电图纸上纵向 1mm＝0.1mV 时，定标的电压是（　　）

　　A. 1mV＝5mm　　　　　　　　　B. 1mV＝10mm

　　C. 1mV＝15mm　　　　　　　　　D. 1mV＝20mm

　　E. 1mV＝25mm

19. 关于 QT 间期的描述,下列不正确的是(　　　)

A. QT 间期与心率快慢密切相关

B. 采用校正的 QT 间期可以排除心率的影响

C. 当心率在 60～100 次/分时,正常值范围为 0.32～0.44 秒

D. QT 间期是从 QRS 波群起始至 T 波终末

E. QT 间期反映心室复极的全过程

20. 心脏顺钟向转位的临床意义是(　　　)

A. 左心室肥大　　　　　　　　　B. 右心室肥大

C. 左前分支阻滞　　　　　　　　D. 左后分支阻滞

E. 心肌梗死

21. 关于 T 波的描述,下列不正确的是(　　　)

A. T 波代表心室快速复极的电位变化

B. 正常 T 波的方向应与 QRS 波主波方向一致

C. 在 Ⅰ、Ⅱ、V_4～V_6 导联 T 波向上,Ⅱ、Ⅲ、aVL、aVF、V_1～V_3 导联可向上、双向或向下,aVR 则向下

D. 若 V_1 导联 T 波向上,则 V_2～V_6 导联就不应再向下

E. V_5、V_6 导联 T 波的高度不应超过同导联 R 波的 1/4

22. 双侧心室肥大的心电图表现不包括(　　　)

A. 只显示左心室肥大　　　　　　B. 只显示右心室肥大

C. 同时显示双心室肥大　　　　　D. 大致正常

E. 左、右心房肥大

23. 关于心电图左心室肥大的阐述,下列不恰当的是(　　　)

A. 在左心室高电压的基础上,结合其他阳性指标之一(如 QRS 总时间＞0.10 秒等),一般可以成立诊断

B. 符合条件越多及超过正常范围越多者,诊断越可靠

C. 单次检查呈左室高电压或单纯的 ST－T 改变者,诊断应慎重

D. 具体病例需结合临床其他资料进行综合分析

E. 额面心电轴左偏,一般为＞30°

24. 心肌梗死的"损伤型"心电图改变主要表现在（　　　）

A. R 波电压降低　　　　　　　　B. 异常 Q 波

C. T 波直立高耸　　　　　　　　D. ST 段抬高

E. T 波对称性

二、简答题

1. 简述心电图各波段的组成命名和临床意义。

2. 目前通用的心电图导联体系是什么？由哪几部分组成？应该怎样放置？

3. 如何判断一份心电图是否正常？

4. 试述 QRS 波群的命名原则并举例。

5. 试述心房、心室肥大的心电图诊断标准。

6. 试述心肌梗死的分期及各期主要的心电图表现。

三、病例分析

1. 患者，男，60 岁，心前区疼痛 6 小时。心电图提示窦性心律，心率 70 次/分，PR 间期 0.18 秒；QT 间期 0.4 秒，QRS 波群时间 0.09 秒，心电轴正常，$V_1 \sim V_3$ 导联呈 QS 型，ST 段弓背向上抬高 0.2～0.4mV，T 波直立。其诊断是什么？诊断依据是什么？

2. 患者，男，59 岁，突发上腹痛，伴胸闷、气急，既往有高血压病史多年。常有劳累后胸骨后痛。体格检查：血压 180/100mmHg，心率 90 次/分，律齐，两肺呼吸音清。心电图提示 Ⅰ、Ⅲ、aVF 导联 ST 段弓背向上抬高。其最可能的诊断是什么？典型演变的特点是什么？

第六章

>>> 急救的基本操作

第一节　开放性伤口的止血

▶ **目的**

通过止血技术快速有效地控制外出血,减少血液丢失,避免休克发生。

▶ **适应证**

止血技术适用于各种创伤出血情况下的急救止血,尤其是周围血管大出血的急救处理。

▶ **禁忌证**

当患者出现呼吸困难、呼吸停止或心搏骤停等状况时需首先予以心肺复苏,对此时不宜先进行伤口处理;对特殊感染(如气性坏疽)截肢者,不能使用止血带;对动脉硬化、糖尿病、慢性肾功能不全者,慎用止血带。

▶ **操作前准备**

(1)物品准备:无菌纱布、棉垫、绷带、三角巾、止血带等,亦可用清洁毛巾、手帕、布单、衣物等替代。

(2)操作者准备:熟悉患者病情,并向患者或家属交代病情,做好解释工作,争取清醒患者的配合。

▶ **操作步骤**

1.指压止血法

指压止血法是一种简单有效的临时性止血方法。用手指压迫出血血管的近心端,向骨骼方向加压使血管闭合,以阻断血流达到止血的目的。指压止血法适用于头、面、颈部及四肢的动脉出血急救。指压部位见图6-1至6-11。

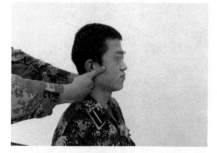

图6-1 头顶部出血压迫位置

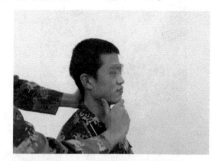

图6-2 面部出血压迫位置

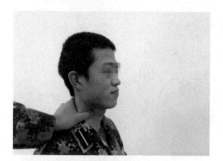

图6-3 头颈部出血压迫位置

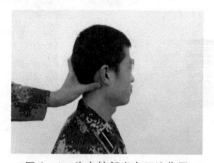

图6-4 头皮枕部出血压迫位置

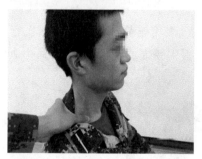

图6-5 腋窝及肩部出血压迫位置

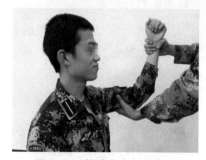

图6-6 前臂出血压迫位置

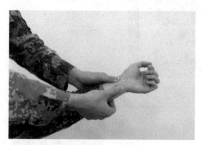

图6-7 手部出血压迫位置

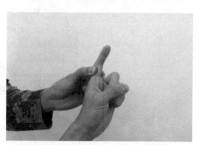

图6-8 手指出血压迫位置

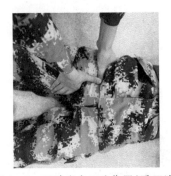

图6-9 下肢出血压迫位置(手压法)

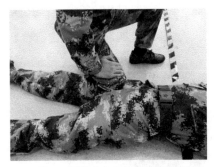

图6-10 下肢出血压迫位置(腿压法)

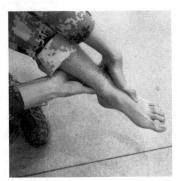

图6-11 足部出血压迫位置

2.加压包扎止血法

加压包扎止血法为最常用的急救止血方法,多用于静脉出血和毛细血管出血。先用消毒纱布或干净毛巾、布块盖住伤口,再用绷带加压包扎,以达到止血的目的(图6-12)。

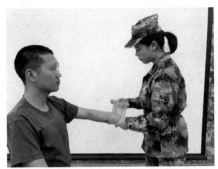

图6-12 加压包扎止血法

3.填塞止血法

该方法适用于广泛而深层的软组织创伤。用消毒的纱布、棉垫等敷料填塞在伤口内,再用绷带、三角巾或四头带加压包扎,松紧度以达到止血目的为宜。填塞止血法常用于颈部、臀部等较深的伤口。

4.屈曲加垫止血法

当前臂或小腿出血时,可在肘窝或腘窝内放置棉纱垫、毛巾或衣服等物品,屈曲关节,用三角巾或布带做"8"字形固定。注意有骨折或关节脱位者不能使用,同时,因此方法令伤员承受较大的痛苦,故不宜作为首选。

5.止血带止血法

止血带止血法适用于四肢大血管破裂或经加压包扎急救止血无效者。

(1)常用的止血带类型如下。

橡皮管止血带:常用长1m左右、弹性较大的橡皮管。先在橡皮管拟绑扎部位垫一层布或单衣,再以左手拇指、食指、中指持止血带头端,另一手拉紧止血带绕肢体缠2或3圈,并将橡皮管末端压在紧缠的橡皮管下固定。

充气式止血带:压迫面宽而软,压力均匀,还有压力表测定压力,比较安全,常于四肢活动性大出血或四肢手术过程中应用。

绞棒止血法:急救时可用布带、绳索、三角巾或者毛巾替代橡皮管,先垫衬垫,再将带子在垫上绕肢体一圈打结,在结下穿一短棒,旋转此短棒使带子绞紧,至不流血为止,最后将短棒固定在肢体上。目前应用广泛的制式绞棒止血带为旋压式止血带,这种止血带使用更方便,止血效果可靠,便于携带,可直接绑扎于衣物袖筒外,不必接触皮肤。旋压式止血带通过尼龙自黏带扣紧后,再旋转收紧绞杆,达到彻底止血的目的。

(2)止血带应用要点:①止血带不可直接缠在皮肤上,止血带的相应部位要有衬垫,如三角巾、毛巾、衣服等。②止血带绕扎部位,上肢标准位置为上臂上1/3,下肢为大腿中、上1/3。③成人上肢止血带压力不高于40kPa(300mmHg),下肢不高于66.7kPa(500mmHg),儿童减半。④原则上应尽量缩短使用止血带的时间,通常可允许1小时左右。如病情危急需持续应用,可松开止血带(同时局部加压包扎)3分钟左右,再次应用时必须改变止血带放置位置。⑤止血带的解除要在输液、输血和准备好有效的止血手段后,在密切观察下缓慢放松止血带。若止血带缠扎过久,组织已发生明显广泛坏死时,在截肢前不宜放松止血带。⑥应用止血带的时间和部位要求有明显记录及标志。⑦在上止血带前应抬高患肢2~3分钟,以促进静脉血向心回流。

并发症及处理

(1)持续出血:因加压包扎及止血带止血压力不足导致。需要调整绷带及止血带压力。

(2)皮肤瘀斑、水疱及创伤后伤口周围软组织肿胀:应用加压包扎及止血带止血均可加重皮肤受压,从而产生瘀斑及张力性水疱。行加压包扎及止血带止血后应密切观察局部肿胀情况,调整绷带及止血带压力。

(3)伤者烦躁不安及伤口远端疼痛加重:主要原因为阻断肢体供血时间过久,导致肢体缺血性疼痛。可根据出血控制情况调整绷带及止血带压力。

(4)神经损伤:①伤者存在骨折及关节脱位,已有局部神经压迫,此时若继续对伤口进行局部加压包扎,会进一步加重神经损伤;②止血带放置位置不当。

(5)肢体缺血坏死:是由止血带压力过高及持续时间过长所致。应严格遵守止血带应用规范。

(6)休克:放松止血带时,大量血液流向患肢,易发生全身有效血容量急剧减少导致的休克。放松止血带时应遵循"慢放—观察—再慢放—再观察"的原则,不能一放到底。

(7)下肢深静脉血栓形成:创伤可导致血管内皮损伤及机体高凝状态,使用止血带会造成患肢远端静脉血流瘀滞,同时可加剧伤者的高凝状态,有深静脉血栓形成的风险。严格遵守止血带应用规范及尽量缩短止血带使用时间尤为重要。

第二节　开放性伤口的包扎

▶目的

通过包扎技术进一步压迫止血、保护伤口、固定敷料、减少污染、固定骨折与关节、减轻疼痛。

▶适应证

(1)头面部、躯干部及四肢的开放性损伤。

(2)头颅外伤伴脑组织外露、胸腹部开放性损伤伴脏器外露及骨断端外露的伤口,需用特殊方式包扎。

▶禁忌证

(1)特殊原因需开放、暴露的伤口不能包扎,如颜面部烧伤等。

(2)局部骨折并伴有神经损伤症状的伤口禁忌行加压包扎。

▶ **操作前准备**

(1)物品准备:无菌敷料、绷带、三角巾等,急救现场没有上述常规包扎材料时,可用身边的衣服、手绢、毛巾等材料进行包扎。

(2)操作者准备:戴手套,观察并检查伤口,根据伤口具体情况准备适当的包扎器材。告知伤者即将采取的包扎方法,消除伤者紧张、恐惧心理;协助伤者采取舒适体位,去除衣物,尽量暴露需包扎的部位。

▶ **操作步骤**

1.绷带包扎法

绷带包扎法主要用于四肢及手、足部伤口的包扎和敷料、夹板的固定等,包括以下几种包扎方法。

(1)环形包扎法:主要用于腕部和颈部(图6-13)。

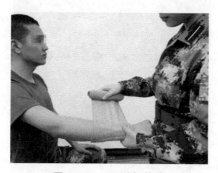

图6-13 环形包扎法

(2)"8"字形包扎法:用于关节附近的包扎(图6-14)。

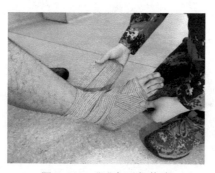

图6-14 "8"字形包扎法

(3)螺旋形包扎法:主要用于上肢和大腿(图6-15)。

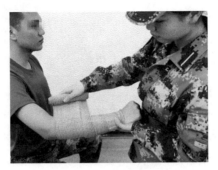

图 6-15　螺旋形包扎法

(4)"人"字形包扎法:多用于前臂和小腿等(图 6-16)。

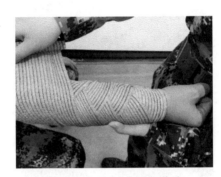

图 6-16　"人"字形包扎法

2.三角巾包扎法

依据伤口部位的不同,采用不同的三角巾包扎方法。

(1)头顶部伤口:采用帽式包扎法(图 6-17)。将三角巾底边折叠约 3cm 宽,底边正中放在眉间上部,顶尖拉向枕部,底边经耳上向后在枕部交叉并压住顶角,再经耳上绕到额部拉紧打结,顶角向上反折至底边内或用别针固定。

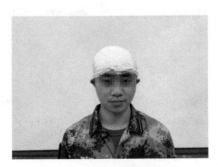

图 6-17　头顶帽式包扎法

(2)头顶、面部或枕部伤口:将三角巾顶角打结放在额前,底边中点打结放在枕部,底边两角拉紧包住下颌,再绕至枕骨结节下方打结,称为风帽式包扎法(图6-18)。

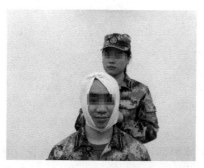

图6-18 头、耳部风帽式包扎法

(3)颜面部较大范围的伤口:采用面具式包扎法。将三角巾顶角打结,放在下颌处,上提底边罩住头面,拉紧两底角至后枕部交叉,再绕至前额部打结。包扎好后根据伤情在眼、鼻、口处剪洞。

(4)头、眼、耳处外伤:采用头眼包扎法。三角巾底边打结放在鼻梁上,两底角从耳下拉向耳后,在枕后交叉后绕至前额打结,反折顶角向上固定。

(5)一侧眼球受伤:采用单眼包扎法(图6-19)。将三角巾折叠成4指宽的带子,将带子的上1/3盖住伤眼,下2/3从耳下至枕部,再经健侧耳上至前额,压住另一端,最后绕经伤耳上、枕部至健侧耳上打结。

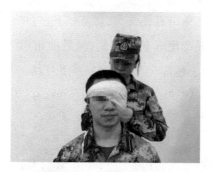

图6-19 单眼包扎法

(6)双眼损伤:采用双眼包扎法(图6-20)。先将带子中部压住一眼,下端从耳后到枕部,经对侧耳上至前额,压住上端,反折上端斜向下压住另一眼,再绕至耳后、枕部,至对侧耳上打结。

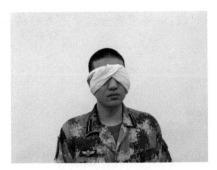

图 6-20　双眼包扎法

（7）下颌、耳部、前额或颞部伤口：采用下颌带式包扎法（图 6-21）。将带巾经双耳或颞部向上，长端绕顶后在颞部与短端交叉，将两端环绕头部，在对侧颞部打结。

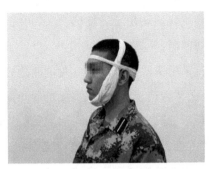

图 6-21　下颌带式包扎法

（8）肩部伤口：可用三角巾包扎法、燕尾式包扎法（图 6-22，图 6-23）。燕尾式包扎法是将三角巾折成燕尾式放在伤侧，向后的角稍大于向前的角，两底角在伤侧腋下打结，两燕尾角于颈部交叉，至健侧腋下打结。

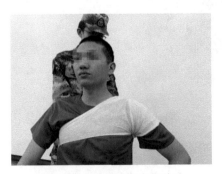

图 6-22　肩部三角巾包扎法

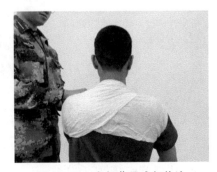

图 6-23　肩部燕尾式包扎法

(9)前臂悬吊带:①前臂大悬吊带适用于前臂外伤或骨折。将三角巾平展于胸前,顶角与伤肢肘关节平行,屈曲伤肢,提起三角巾下端,两端在颈后打结,顶尖向胸前外折,用别针固定。②前臂小悬吊带适用于锁骨与肱骨骨折、肩关节损伤和上臂伤。将三角巾叠成带状,中央放在伤侧前臂的下 1/3,两端在颈后打结,将前臂悬吊于胸前。

(10)胸部伤口:包括单胸包扎法、双胸包扎法(图6-24,图6-25)。

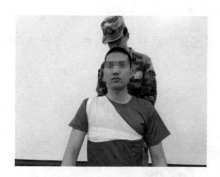

图6-24 单胸包扎法

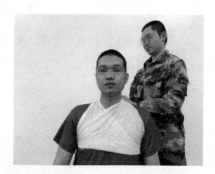

图6-25 双胸包扎法

(11)腹部伤口:包括腹部兜式包扎法(图6-26)、腹部燕尾式包扎法。

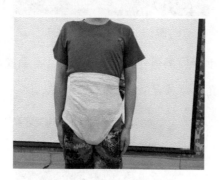

图6-26 腹部兜式包扎法

(12)臀部伤口:单臀包扎法(图6-27)。需两条三角巾,将一条三角巾盖住伤臀,顶角朝上,底边折成两指宽在大腿根部绕一周作结;将另一条三角巾折成带状压住前一条三角巾顶角,围绕腰部一周作结,最后将三角巾顶角折回,用别针固定。

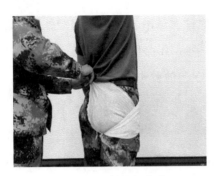

图 6-27　单臂包扎法

(13)四肢伤口:四肢包扎法(图 6-28)。将三角巾折叠成适当宽度的带状,在伤口部环绕肢体包扎。

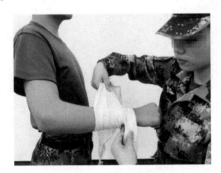

图 6-28　四肢包扎法

(14)手(足)伤口:手(足)部包扎法(图 6-29)。将手或足放在三角巾上,与底边垂直,反折三角巾顶角至手或足背,底边缠绕打结。

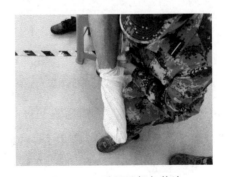

图 6-29　手(足)部包扎法

▶ 注意事项

(1)迅速暴露伤口并检查,采取急救措施。

（2）有条件者应对伤口妥善处理，如清除伤口周围污染物、局部消毒等。

（3）包扎材料尤其是直接覆盖伤口的纱布应严格无菌，没有无菌敷料则尽量使用相对清洁的材料，如干净的毛巾、布类等。

（4）包扎不能过紧或过松，打结或固定的部位应在肢体的外侧面或前面。

第三节　骨折现场急救外固定术

▶ 目的

急救时的固定主要是对骨折的临时固定，防止骨折断端活动刺伤血管、神经等周围组织造成继发性损伤，并减轻疼痛，便于抢救运输和搬运。

▶ 适应证

（1）脊柱、骨盆、四肢及肋骨骨折。

（2）关节脱位及软组织严重挫裂伤。

（3）如伴有出血及开放性伤口，应先行包扎伤口、止血，然后固定骨折部位。

（4）如伤者有心脏停搏、休克、昏迷、窒息等情况，应在行心肺复苏、抗休克、开放呼吸道等处理的同时行急救固定。

▶ 操作前准备

（1）物品准备：绷带、三角巾、夹板、石膏及垫衬物、颈托及其他替代物。必要时可就地取材，选用适合的木板、竹竿、树枝、纸板等简便材料。

（2）操作者准备：告知伤者即将进行的操作，消除伤者紧张、恐惧心理，协助伤者采取舒适体位，检查患肢，准备相应的固定器材。

▶ 操作步骤

1.头部固定

下颌骨折固定的方法同头部"十"字包扎法。

2.锁骨及肋骨骨折固定

（1）锁骨骨折"8"字固定：将两条三角巾叠成5cm宽的长带形，分别环绕两侧肩关节,于肩后方打结;再分别将三角巾的底角拉紧,两肩关节保持后伸,在背部将底角拉紧打结(图 6-30,图 6-31)。

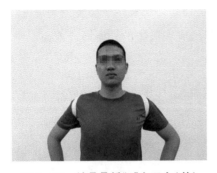

图 6-30 锁骨骨折"8"字固定(前)

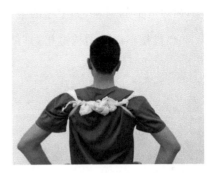

图 6-31 锁骨骨折"8"字固定(后)

(2)肋骨骨折固定:方法同胸部外伤的三角巾包扎。

3.四肢骨折固定

(1)上臂骨折固定:先用两条三角巾和一块夹板将伤肢固定,然后用一块三角巾燕尾式悬吊前臂,使两底角向上绕颈部后打结,最后用一条带状三角巾分别经胸背于健侧腋下打结固定(图 6-32)。

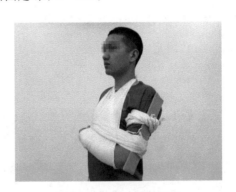

图 6-32 上臂骨折固定

(2)肘关节骨折固定:①处于伸直位时,将夹板置于掌侧(自指端至肩关节),可用一卷绷带或两块三角巾把肘关节固定。②处于屈曲位时,可将两条三角巾叠成宽带形,夹板置于肘关节内侧,分别以三角巾于上臂及前臂固定(图 6-33)。

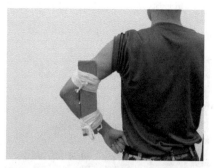

图 6-33 肘关节屈曲位固定

(3)尺、桡骨骨折固定：夹板置于伤肢下方，用两块带状三角巾或绷带把伤肢和夹板固定，再用一块三角巾悬吊伤肢，最后用一条带状三角巾的两底边分别绕胸背于健侧腋下打结固定(图 6-34)。

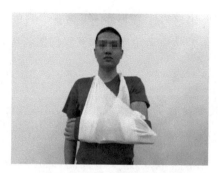

图 6-34 尺、桡骨骨折固定

(4)股骨骨折固定：①健肢固定法，用绷带或三角巾将双下肢绑在一起，在膝关节、踝关节及两腿之间的空隙处加棉垫。②躯干固定法，将一块长夹板(长度为伤者的腋下至足跟)放在伤肢侧，另用一块短夹板(长度为会阴至足跟)放在伤肢内侧，至少用四条带状三角巾，分别在腋下、腰部、大腿根部及膝部分别环绕伤肢包扎固定(图 6-35)。

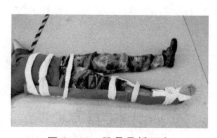

图 6-35 股骨骨折固定

(5)胫、腓骨骨折固定:两块夹板分别置于小腿内、外两侧,夹板长度超过膝关节,至少用三条带状三角巾固定(图6-36)。

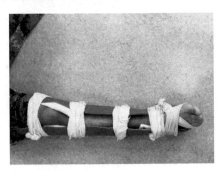

图6-36 胫、腓骨骨折固定

4.骨盆骨折固定

将一条带状三角巾的中段放于腰骶部,绕髋前至腹部打结;协助伤者轻度屈膝,膝下垫软垫,另取两条带状三角巾于膝部及踝部横行固定。

▶ **操作要点**

(1)怀疑脊柱骨折、骨盆骨折、大腿或小腿骨折,应就地固定,切忌随便移动伤者。

(2)固定应力求稳定、牢固,采用超关节固定,固定材料的长度应超过固定两端的上、下两个关节。

(3)夹板不要直接接触皮肤,应先用毛巾等软物垫在夹板与皮肤之间,尤其在肢体弯曲处等间隙较大的地方,要适当加厚衬垫。

(4)固定要松紧适中。

▶ **并发症及处理**

(1)固定失效:是由于固定过程中,绷带及三角巾固定打结不牢、固定力度不够导致,需重新固定。

(2)皮肤及软组织损伤:是由于固定过程中未使用足够的夹板内衬或固定过程中力度过大,导致皮肤受压而引起的继发损伤。注意使用软衬垫(尤其在有骨性突起处),固定过程中包扎力度应适中,可有效减少此类并发症。

(3)肢体缺血坏死:固定过紧、时间过长可使受伤的组织缺血加重,严重者可导致肢体缺血坏死。固定后应观察肢体远端血运情况,适当调整固定的松紧程度。

(4)神经损伤:急救固定时要特别注意保护伤处及需固定部位的重要神经组织,避免固定造成的神经损伤。可在固定物与皮肤间加软衬垫等避免神经损伤。

第四节 脊柱损伤的固定搬运

▶ **目的**

脊柱损伤的固定搬运是对怀疑脊柱损伤的患者进行固定,并将其安全地转运到进一步救治的医疗机构。

▶ **适应证**

(1)可疑有脊柱损伤的创伤患者。

(2)没有经过详细检查,病情不清的创伤患者。

注:如果伤者所在环境有危险或者有发生二次伤害的可能,应在尽可能保护伤者的情况下迅速撤离现场。

▶ **禁忌证**

无绝对禁忌证。

▶ **操作前准备**

脊柱板及配套头部固定器、颈托、担架等。

▶ **操作步骤**

1.颈椎骨折固定

颈椎骨折固定首选颈托固定。

(1)伤者平卧,颈椎处于中立位,以双手拇指置于伤者前额,食指置于耳前,其余三指置于头部后方,抱紧伤者头部,避免旋转、过伸及过屈,可沿身体纵轴方向轻度实施牵引。

(2)助手测量颈部高度,根据高度调节颈托大小,协助放置颈托。

(3)如需移动,则需有专人保持此颈椎位置,多人同时搬运,保持"同轴性"移动。将伤者置于担架上后,颈部两侧放置沙袋或使用颈椎固定器固定头部。

2.胸椎、腰椎骨折固定

胸椎、腰椎骨折固定是将患者固定在硬质担架或木板上。

(1)伤者仰卧,多人协作,保持脊柱"同轴性",将伤者置于硬质担架上。

(2)以至少4条宽带式三角巾横行固定。

3.担架搬运

担架分为软式担架及硬式担架,脊柱损伤者须用硬质担架搬运。本部分重点介绍脊柱损伤伤者的硬质担架转运。

(1)头颈部固定锁法如下。

头背锁:伤者俯卧时固定头颈的方法(图6-37)。

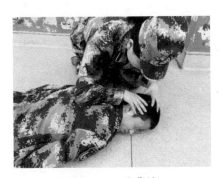

图6-37 头背锁

头胸锁:伤者仰卧时固定头颈的方法(图6-38)。

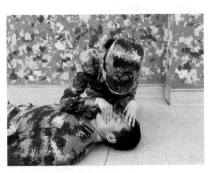

图6-38 头胸锁

胸背锁：伤者坐位或侧卧时固定头颈的方法（图6-39）。

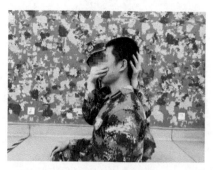

图6-39　胸背锁

头锁：伤者仰卧位，上下移动躯体时固定头颈的方法，亦可应用于头部牵引（图6-40）。

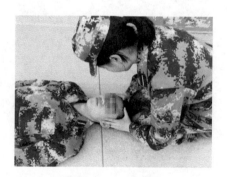

图6-40　头锁

头肩锁：翻转伤者时固定头颈的方法（图6-41）。

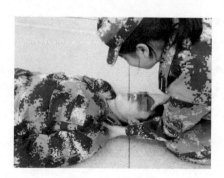

图6-41　头肩锁

双肩锁：伤者仰卧位，左右平移时固定头颈的方法（图6-42）。

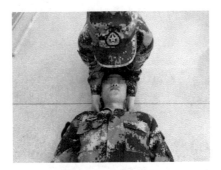

图 6-42 双肩锁

(2)颈托固定法：为颈部测量、头锁牵引、颈托调整、环颈固定的方法（图6-43）。

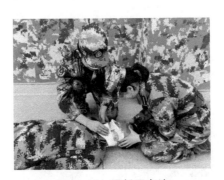

图 6-43 颈托固定法

(3)翻转伤者法：为头肩锁固定、双人双臂交叉翻转伤者的方法，可分为俯卧位翻转法（图6-44）和仰卧位翻转法（图6-45）。

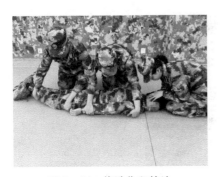

图 6-44 俯卧位翻转法

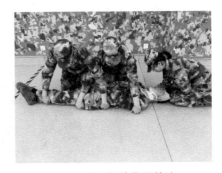

图 6-45 仰卧位翻转法

(4)双臂交叉平推伤者法（图6-46）。

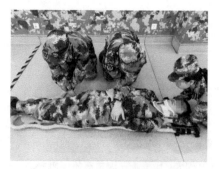

图 6-46　双臂交叉平推法

（5）向上提拉、向下推移伤者法（图 6-47）。

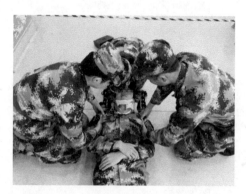

图 6-47　向上提拉、向下推移伤者法

（6）伤者抬起方法：蹲姿、起步（图 6-48）。

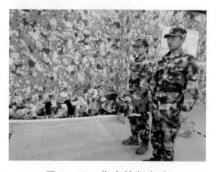

图 6-48　伤者抬起方法

（7）头部固定器的使用方法：底板固定、摆放伤者、头侧夹持、额颏束带固定（图 6-49）。

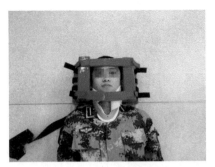

图 6-49　头部固定器的使用方法

(8)脊柱板躯干、下肢束带固定法(图 6-50)。

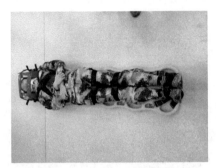

图 6-50　脊柱板躯干、下肢束带固定法

(9)双手束带固定法(图 6-51)。

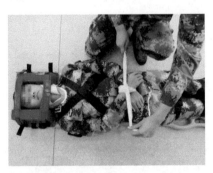

图 6-51　双手束带固定法

▶ **注意事项**

(1)患者监测:有条件时,应对重症伤者使用心电监护仪及血氧饱和度仪监测。

(2)观察伤者面部、口唇及肢端颜色:发现异常立刻查找原因,并采取相应措施。

（3）观察呼吸：观察伤者胸部起伏情况，必要时停车检查。

（4）检查循环：注意观察出血、脉搏、毛细血管充盈、皮肤颜色。

（5）观察瞳孔：观察瞳孔大小及双侧对称情况。

（6）观察伤者的主要受伤部位：注意局部有无渗血、包扎的绷带或三角巾是否松弛脱落、止血带的状态等，发现问题及时处理。

（7）及时抢救：发现病情异常（呼吸、心跳停止等），应立即展开抢救，如开放呼吸道（如气管插管等），心肺复苏，进一步止血、包扎、固定等，待病情稳定后，继续转运。

（8）伤情评估：每隔 30 分钟需对伤情评估一次，重伤者每隔 15 分钟评估一次。

▶ 并发症及处理

1.窒息

根据具体情况采用相应的对策。如改善伤者体位，使伤者成为稳定侧卧位（复原卧位）；清理口腔异物，插入口咽管，必要时实施气管插管、气囊人工呼吸或呼吸机辅助通气，还可以酌情使用呼吸兴奋剂。对于现场处理效果不明显的伤者，应争分夺秒送医院，不要在现场或途中停留。

预防措施：运送伤者前必须充分开放呼吸道，让伤者采取稳定侧卧位并妥善固定伤者体位，建立通畅的静脉通道，做好呼吸支持的各项准备。

2.伤者坠地

如搬运过程中发生伤者坠地，应立即仔细检查伤者有无摔伤，特别注意查明首先触地的部位，检查伤者病情及原有的伤处，并酌情采取重新包扎、固定等措施。

预防措施：应根据伤者体重、伤情及自身力量合理设计搬运方案。①当伤者体重较大时，应安排足够的人手；当人员不足时，应等待增援，除非情况紧急，否则不要勉强搬运伤者。②妥善固定伤者，特别是躁动的伤者，应将其牢固固定在担架上，必要时应用镇静剂（呼吸衰竭者禁用）。③在转运过程中，如果急救者发生疲劳应该立即停止转运，调整、休息后再继续转运。④要选择坚固的搬运工具，同时在运送过程中仔细观察路况，及时发现并排除障碍物等。

3.伤情恶化

转运过程需一定的时间，原发病病情可能持续加重，甚至危及生命，转运途中必须仔细观察伤者生命体征的变化,发现异常及时给予相应处理。

第五节 心肺复苏及除颤

▶ **目的**

针对呼吸停止、心脏停搏的急危重症患者,主要是通过人工呼吸及胸外心脏按压的方式使其恢复自主呼吸、心脏搏动。

▶ **适应证**

各种原因导致的呼吸停止、心脏停博。

▶ **禁忌证**

胸壁开放性损伤、肋骨骨折及心脏压塞为心肺复苏的相对禁忌证,但在心搏骤停发生时,应给予心肺复苏抢救。

▶ **操作前准备**

硬质垫板1块、心电监护仪、除颤仪、导电糊(或盐水纱布)、无菌纱布。

▶ **操作步骤**

1.胸外心脏按压及人工呼吸

(1)评估现场环境安全。

(2)检查患者是否意识消失、呼吸停止、脉搏消失,时间为5～10秒(图6-52)。

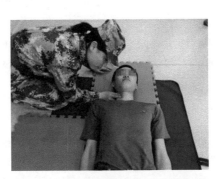

图6-52　检查患者意识、呼吸和脉搏

(3)启动应急反应系统,如拨打120,呼喊别人帮助取体外自动除颤仪。

（4）立即胸外按压，置患者于平卧位，使其躺在硬板床或地上，去枕，解开衣扣，松解腰带。基础生命支持程序为 C、A、B（即胸外按压、开放气道、人工呼吸）。术者站立或跪在患者身体一侧，两只手掌根重叠置于患者胸骨中、下 1/3 处，男性在两乳头连线中点。肘关节伸直，借助身体的重力向患者脊柱方向垂直按压（图 6-53）。按压应使成人胸骨下陷 5～6cm，儿童和婴儿为胸部前后径的 1/3（儿童约 5cm，婴儿约 4cm），然后放松使胸廓完全回弹。按压频率为 100～120 次/分。单人抢救时，每按压 30 次，做口对口人工呼吸 2 次（即按压与通气的比例为 30:2）。双人抢救儿童或婴儿时按压与通气的比例为 15:2。

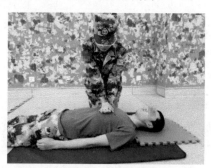

图 6-53　胸外按压

（5）开放气道，进行 30 次按压后，使用仰头抬颏法开放气道（图 6-54）。一只手置于患者的前额，轻压患者的头部使其后仰，另一只手食指和中指指尖置于患者颏骨的下方，提起下颏开放气道，使下颌和耳垂连线与地面垂直。如果患者口腔和鼻腔中有分泌物及异物，应用纱布或手帕进行清除，保持呼吸道通畅。如怀疑有颈椎损伤，应使用托举下颌法打开气道（图 6-55）。

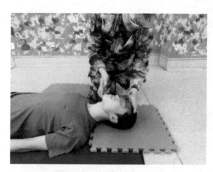

图 6-54　仰头抬颏法

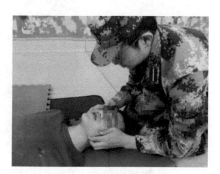

图 6-55　托举下颌法

（6）人工呼吸有以下几种。①口对口人工呼吸。一只手将患者的下颌向上提起，另一手以拇指和食指捏紧患者的鼻孔。施救者平静吸气后，将口唇紧贴患者口唇,把患者嘴完全包住,深而快地向患者口内吹气,时间应持续 1 秒以上,吹气量 500～600mL 直至患者胸廓向上起伏。此时,立刻脱离接触,使患者的口张开,并松开捏鼻的手,观察其胸部恢复状况,有气体从患者口中排出,然后再进行第二次人工呼吸。②口对隔离装置通气。使用带有单向通气阀的隔离面罩进行通气,以防止交叉感染,保护施救者。③使用球囊面罩通气。双人心肺复苏时可使用球囊面罩进行通气,单人复苏时不推荐,因为这会延长按压中断的时间。

(7)按压 30 次并通气 2 次为一个循环周期,每 5 个循环周期(约 2 分钟)后对患者进行再次判断。

2. 电除颤

心搏骤停成功复苏的关键是快速转复到有效的心脏节律,因此需要明确电除颤的适应证(主要是心室颤动、心室扑动、无脉性室速)。

(1)心肺复苏的同时准备除颤仪。

(2)清洁监护导联部位皮肤,接电极片,连接导联线。

(3)正确开启除颤器,调至监护位置;观察显示仪上的心电波形;报告"患者出现室颤,需紧急除颤"(准备时间不超过 30 秒,准备的同时给予持续的胸外心脏按压)。

(4)迅速擦干患者胸部皮肤,将除颤电极板涂以专用导电糊,并均匀分布于两块电极板上;确认非同步模式。

(5)正确安放电极板(STERNUM 电极板上缘放于胸骨右侧锁骨下,APEX 电极板中心置于左乳头外下方),电极板与皮肤紧密接触(图 6-56)。

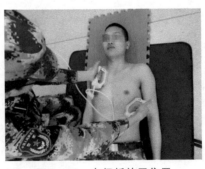

图 6-56　电极板放置位置

(6)选择除颤能量,单相波除颤用 360J,双相波除颤用 120～200J。若操作者对除颤器不熟悉,除颤能量选择 200J(图 6-57)。

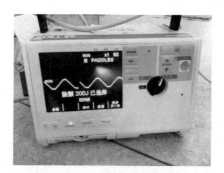

图 6-57　选择除颤能量

（7）充电，口述"请旁人离开"。

（8）电极板压力适当，再次观察心电示波（报告仍为心室颤动）。环顾患者四周，确定周围人员无直接或间接与患者接触（操作者身体后退一小步，不能与患者接触）。双手拇指同时按压放电按钮电击除颤（从启用手控除颤电极板至第一次除颤完毕，全过程不超过 20 秒）。

（9）除颤结束后立即行胸外心脏按压，5 个循环周期后根据心电显示判断是否进行下一次除颤。

（10）如果恢复窦性心律，应及时再次评估颈动脉搏动，报告"除颤成功，恢复窦性心律"，并记录心电图。

（11）整理用物。

▶▶ **注意事项**

（1）优先进行胸外按压，然后进行人工呼吸。应尽可能减少胸外心脏按压中断的次数和持续时间（不超过 10 秒）。

（2）高质量心肺复苏的要点是按压频率 100~120 次/分，深度 5~6cm（如果有反馈装置，应确保深度在 5~6cm，保证每次按压胸廓回弹），按压次数与呼吸次数的比值为 30:2，避免过度通气，按压中断时间<10 秒。

（3）开放气道过程中应注意手指不要压迫颌下软组织，以免阻塞气道；常规不用做清理气道的动作，除非有呕吐物。

（4）如果患者胸部皮肤有汗水或其他液体，应擦干。

（5）电击时，电极要与皮肤充分接触，用力按压使其与皮肤紧贴，以免发生皮肤烧灼。

（6）如果胸壁有植入的起搏器，电极板应避开该区域。

（7）除颤仪开机后默认为非同步模式，无须特定选择。

第六节 简易呼吸器的应用

目的

(1)维持和增加机体通气量。

(2)纠正威胁生命的低氧血症。

适应证

(1)各种原因导致的呼吸停止或呼吸衰竭的抢救及麻醉期间的呼吸管理。

(2)运送病员,适用于机械通气患者做特殊检查、进出手术室等情况。

(3)临时替代呼吸机,如遇呼吸机因故障、停电等特殊情况无法使用时,可临时应用简易呼吸器替代。

禁忌证

有气胸者忌用。

操作前准备

简易呼吸器、带压力表的氧气瓶(中心供氧装置)、湿化瓶、流量表、扳手。

操作步骤

(1)连接球囊面罩相应部件,并将氧气源连好,将氧气流量调至 $8\sim10L/min$。

(2)操作者应站在患者头侧使用球囊面罩,如有床头板应将其取下。

(3)单人操作时用一只手持球囊,另一只手持面罩。

(4)将面罩贴紧扣在患者的口、鼻处,尖端朝向患者鼻根部,宽端朝向患者的下巴(图6-58)。

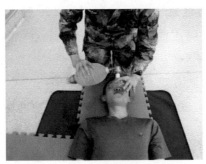

图6-58 面罩放置位置

（5）一只手使用"EC"手法,拇指和食指通过面罩向面部施加压力固定面罩,使之不漏气,其余三指拖起下颏并做仰头抬颏的动作,打开气道(图6-59)。

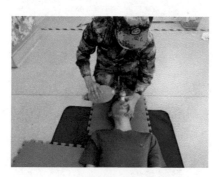

图6-59 球囊面罩通气的方法

（6）在保持气道开放的条件下,另一只手挤压球囊,使气体送入患者肺内。

（7）挤压时间不应少于1秒,挤压强度以看到患者胸廓有起伏动作为宜。如患者无自主呼吸,频率为成人10～12次/分,儿童12～20次/分。

▶ 注意事项

（1）面罩要紧扣患者口、鼻部,以免发生漏气。

（2）针对不同年龄患者,应选取相对应的面罩型号。

（3）若患者有自主呼吸,应与之同步,即患者吸气初顺势挤压呼吸囊,达到一定潮气量后完全松开气囊,让患者自行完成呼气动作。

第七节 战场肠外溢的处置

▶ 目的

战场肠外溢处置的目的是保护脱出肠管,将伤员带离火线,后送完成后再进一步处置。

▶ 物品准备

生理盐水、保鲜膜、纱布、绷带、三角巾、换药碗(图6-60)。

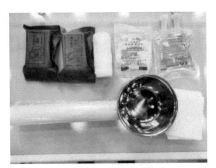

图 6-60　物品准备

▶ **操作步骤**

1. 观察战场环境、报告、表明身份

确保战场环境安全,有条件实施救治任务;使用通信设备向组织汇报发现伤员及伤员情况;与伤员进行沟通,表明医生身份,缓解伤员紧张情绪,取得配合。在交流沟通的同时判断伤员意识情况。

2. 判断伤情

(1)首先处理可见的活动性出血。

(2)检查伤情,生命体征包括心率、脉搏、血压的检查,头面部、鼻腔、口腔、外耳道有无异物、出血、损伤,双眼对光反射检查,上肢有无活动障碍、骨折,胸廓有无骨折,腹部有无外伤,骨盆有无骨折,双下肢有无骨折。

3. 处理肠外溢

(1)戴手套,检查伤情(图 6-61)并处理。观察有无污染物、出血、缺血、扭转、破裂,必要时去除肠管表面杂物,缝扎或填塞压迫以控制出血(图 6-62)。若有肠管扭转则进行扭转的系膜复位。必要时缝合,临时关闭肠管破口。

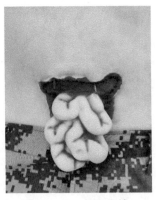

图 6-61　检查伤情

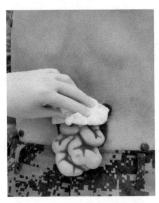

图 6-62　压迫控制出血

（2）将保鲜膜或塑料袋覆盖于肠管表面（图6-63）。

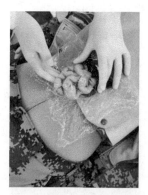

图6-63 将保鲜膜或塑料袋覆盖于肠管表面

（3）用生理盐水打湿纱布，将其覆盖于肠管表面，至少8层厚度（图6-64）。

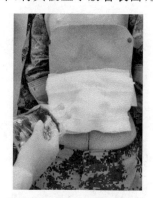

图6-64 将生理盐水打湿的纱布覆盖于肠管表面

（4）将绷带或纱布打湿，环脱出肠管一周制作大小、厚度合适的垫圈，限制肠管向周围进一步溢出（图6-65）。

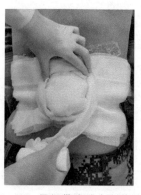

图6-65 用绷带或纱布制作垫圈

（5）取大小合适的清洁的换药碗，扣住脱出的肠管（图6-66）。碗的大小要合适，不可以压迫肠管，碗的边缘须与垫圈相吻合。

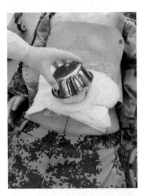

图6-66　用换药碗保护肠管

（6）取三角巾一个，折成与换药碗直径相等的宽度，越过换药碗底部，环绕躯干一周，在腰部打结，检查固定松紧程度，确保换药碗不易移位（图6-67）。

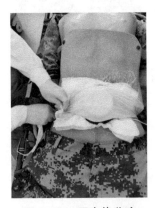

图6-67　固定换药碗

（7）再取三角巾一个，展开覆盖于腹部，环绕躯干一周，在腰部打结，三角巾顶端带子由两腿之间环绕至腰部一侧固定。

4. 检查处理效果，再次评估伤情

（1）观察腹腔创面敷料有无渗血，换药碗固定是否牢固，换药碗是否压迫肠管。

（2）评估伤员神志，询问伤员是否存在不适。

5. 准备后送

采取屈膝体位，可在腘窝下放置一软垫，保持下肢弯曲（图6-68），目的在于减轻腹壁张力,缓解疼痛。

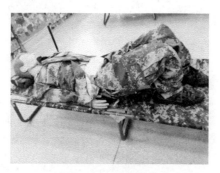

图 6-68　后送体位

▶ 注意事项

(1)应优先处置活动性出血,不要一开始就被裸露的肠管吸引注意力。

(2)不要将肠管还纳入腹腔,注意检查肠管的活力、出血、扭转、破裂情况。

(3)加盖肠管的纱布层数要多,周围要足够宽大。

(4)制作垫圈时大小要合适,不要压住肠管。

(5)使用换药碗保护肠管时,注意选择合适口径的换药碗,不要压迫肠管。

(6)使用三角巾固定换药碗后注意检查松紧程度。

第八节　战场烧伤的处理

▶ 学习要点

(1)学习并掌握战场烧伤伤员的急救原则和方法、步骤。

(2)学习并掌握战场烧伤伤员的创面处理原则和方法。

▶ 适应证

火焰、热液、热蒸汽等不同致伤原因导致的烧烫伤、化学烧伤等。

▶ 物品准备

无菌手套、一次性换药包、灭菌生理盐水、纱布、凡士林油纱、绷带(图 6-69)。

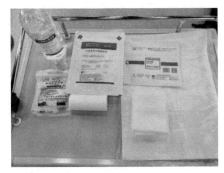

图 6-69　物品准备

急救的方法和步骤

1.热力烧伤

(1)迅速脱离致伤环境,离开密闭和通风不良的环境,避免进一步损伤。

(2)如有条件,用水浇灭火焰,或就近跳入水池、河中。

(3)尽快脱去着火或沸液浸渍的衣服,以免衣服上的热力继续作用使创面加深。

(4)迅速卧倒,就地滚动,压灭火焰,禁止伤员在衣物着火时奔跑呼叫,防止吸入性损伤。

(5)用身边的不易燃材料覆盖着火点,隔绝空气以灭火。

(6)炸弹爆炸时,应尽可能迅速隐蔽或利用衣物等遮盖身体,尤其是裸露部位。

(7)热力烧伤后及时冷疗能防止热力继续作用创面使其加深,并可减轻疼痛、减少渗出和水肿。因此,如果有条件,应当尽早进行冷疗,越早效果越好。方法是将烧伤创面在自来水龙头下淋洗或浸入冷水中(水温以伤员可耐受为宜,一般为15~20℃),或用冷水浸湿毛巾、纱布敷于创面。冷疗的时间无明确限制,一般为冷疗停止后不再有剧烈疼痛为止,一般至少1小时。冷疗一般适用于中小面积烧伤,特别是四肢烧伤。大面积烧伤并非完全禁忌,但大面积烧伤伤员多无法耐受冷水浸浴,可适当给予镇静剂等,并需注意低体温等问题。

2.化学烧伤

(1)应迅速脱去被化学物质浸渍的衣服。

(2)化学烧伤的严重程度除与化学物质的性质和浓度有关外,多与接触时间有关。因此,无论是何种化学物质烧伤,均应立即用大量清水冲洗2小时以上。

(3)要谨慎使用中和剂,因为中和反应时会释放热量,有可能加深烧伤,因此最切合实际的方法是用大量清水冲洗。

(4)头面部烧伤时,应注意检查角膜,并优先对其进行冲洗,尤其是碱烧伤,能引起组织胶原酶的激活和释放,造成进行性损害。

▶ 创面处理的方法和步骤

1.烧伤创面的处理

(1)清创尽可能在使用镇静药物或镇痛药物的情况下进行。

(2)减少搬动,清创环境清洁即可,不一定在手术室进行。但应严格进行无菌技术操作,接触创面的器械、物品应灭菌。

(3)剃除创面周围的毛发。

(4)用清水或生理盐水将创周皮肤洗净(图6-70)。污染较重时,可加入适量过氧化氢,必要时可用0.5%～1%碘伏溶液涂擦洗涤。

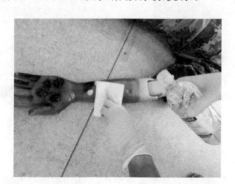

图6-70 用清水或生理盐水初步冲洗创面

(5)铺无菌单,以大量灭菌生理盐水清洗创面,并以纱布轻轻蘸洗(图6-71)。

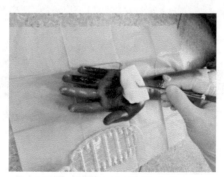

图6-71 铺无菌单后再次以灭菌生理盐水清洗创面

（6）包扎创面，先用一层凡士林油纱覆盖创面（图6-72）。

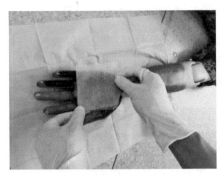

图6-72　创面覆盖一层凡士林油纱

（7）外层用灭菌纱布进行包扎覆盖（图6-73），早期包扎厚度应达3～5cm，范围应超出创面至少5cm。包扎肢体时从远端开始，伤肢远端即便没有受伤也应包扎，以免肢体远端肿胀，但手指、足趾应外露以观察血运（图6-74至图6-76）。

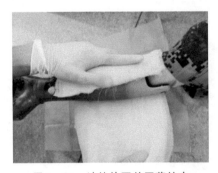

图6-73　油纱外覆盖灭菌纱布

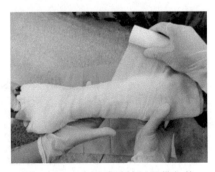

图6-74　指缝填塞纱布

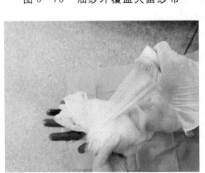

图6-75　手指外露

图6-76　由远端开始以绷带包扎

（8）适当抬高患肢，转运后送（图6-77）。

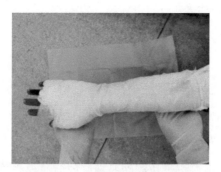

图6-77 垫高患肢,转运后送

2.特殊化学烧伤创面的处理

(1)伤后应立即用大量清水进行冲洗,时间至少2小时,碱烧伤患者冲洗时间可达10小时或无滑腻感效果更好。眼部碱烧伤时,应立即用生理盐水或蒸馏水冲洗,然后用3‰硼酸液冲洗;酸烧伤用2‰碳酸氢钠冲洗。

(2)酸烧伤时,由于皮肤角质层蛋白质凝固坏死,会形成坏死痂皮,一般创面可暴露治疗,择期行手术切痂植皮。

(3)氢氟酸烧伤时,由于其具有较强的渗透作用和脱钙作用,会使血钙降低,除早期彻底冲洗创面外,可使用碳酸钙凝胶涂抹、钙镁溶液湿敷、10‰葡萄糖酸钙局部注射等。

(4)碱烧伤时,由于发生皂化反应,会持续损伤深部组织,因此早期必须以大量清水冲洗,创面最好采用暴露疗法,以便观察创面变化,深度创面宜早期切痂植皮。

(5)酸碱化学烧伤浅度烧伤的创面换药包扎方法基本同烧伤创面。

复习思考题

一、选择题

1. 下列出血病例中,可应用止血带的伤者是( )

A.糖尿病伤者

B.冠心病合并高血压伤者

C.慢性肾功能不全伤者

D. 腕部离断伤的年轻伤者

E. 下肢动脉闭塞症伤者

2. 下列有关止血措施应用的描述,正确的是(　　　)

A. 加压包扎止血适用于全身各处创伤性出血伤口

B. 指压止血法是一种迅速、有效、可持续的止血方法

C. 头顶出血时,可指压伤侧耳前、下颌关节下方止血

D. 头颈部出血时,可用拇指将伤侧颈总动脉向后压迫止血

E. 头颈部伤口出血单侧按压效果不佳时,可加按对侧颈总动脉

3. 下列有关止血带应用的描述,错误的是(　　　)

A. 止血带绕扎部位的标准位置:上肢为上臂上 1/3,下肢为大腿中、上 1/3

B. 应尽量缩短使用止血带的时间,通常可允许 1 小时左右

C. 若止血带缠扎过久,怀疑存在大面积组织坏死时,应尽快松开止血带

D. 止血带不可直接缠在皮肤上,止血带的相应部位要有衬垫

E. 应用止血带的时间和部位要求有明显记录及标志

4. 关于胫、腓骨骨折,错误的是(　　　)

A. 两块夹板分别置于小腿内、外侧

B. 夹板长度可不超过膝关节

C. 至少要 3 条带状三角巾固定

D. 注意避免腓总神经损伤

E. 以上都不是

5. 伤者颅脑外伤伴昏迷、呕吐,转运途中的正确体位是(　　　)

A. 俯卧位　　　　　　　　B. 仰卧位　　　　　　　　C. 侧卧位

D. 坐位　　　　　　　　　E. 自主体位

6. 转运过程中,以下操作错误的是(　　　)

A. 转运过程中,医护人员始终守护在伤者上身靠近头端位置,便于观察及操作

B. 应将头面部包严以免失温

C. 一旦在途中发生紧急情况,如窒息、呼吸停止、抽搐时,应停止搬运,立即进行急救处理

D. 昏迷躁动的伤者要用约束带防止坠伤,酌情盖好被服以免着凉

E. 随时观察伤者的病情变化,重点观察神志、呼吸、体温、出血、面色变化等情况,注意伤者姿势,给伤者保暖

7. 根据《2020 年 AHA 心肺复苏指南》,成人基础生命支持时,胸外按压与人工通气的比例应为(　　)

A. 15∶2　　　　　　　　B. 30∶2　　　　　　　　C. 15∶1

D. 30∶1　　　　　　　　E. 30∶4

8. 怀疑心搏骤停时,医务人员检查脉搏的时间不应超过(　　)

A. 5 秒　　　　　　　　B. 10 秒　　　　　　　　C. 15 秒

D. 20 秒　　　　　　　　E. 30 秒

9. 下列不属于患者"有反应"的是(　　)

A. 手指活动　　　　　　B. 呻吟　　　　　　　　C. 瞳孔缩小

D. 睁眼　　　　　　　　E. 咳嗽

10. 当除颤器到达后,除颤的时机是(　　)

A. 只要显示可除颤心律,应当立即除颤

B. 即使是可除颤心律,也要完成本循环后再除颤

C. 完成本循环的按压和通气后,再行检查心律,确定是否除颤

D. 任何心律都立即除颤

E. 有上级医师指导时,才可以除颤

二、简答题

1. 请简述单人心肺复苏的流程。

2. 请简述高质量心肺复苏的要点。

3. 请列举 4 种止血方法。

<h1 style="text-align:center">参考答案</h1>

<h2 style="text-align:center">第一章　无菌技术</h2>

一、选择题

1~5　　D D B D D

二、简答题(略)

<h2 style="text-align:center">第二章　手术的基本操作</h2>

一、选择题

1~5　　A D E A C

二、简答题(略)

<h2 style="text-align:center">第三章　插管的基本操作</h2>

一、选择题

1~5　　A C B C B　　　6~8　　　C A D

二、简答题(略)

<h2 style="text-align:center">第四章　穿刺的基本操作</h2>

一、选择题

1~5　　C D E A A　　　6~10　　E A A A D　　　11~15　　C A C A C

16~20　　B D A C A

二、简答题(略)

<h2 style="text-align:center">第五章　心肺检查的基本操作</h2>

一、选择题

1~5　　D E D A C　　　6~10　　C B E E C　　　11~15　　C E B E E

16~20　　C B B E B　　　21~24　　E E E D

二、简答题(略)

三、病例分析(略)

<h2 style="text-align:center">第六章　急救的基本操作</h2>

一、选择题

1~5　　D D C B C　　　6~10　　B B B C A

二、简答题(略)

参考文献

[1]医师资格考试指导用书专家编写组. 2022临床执业医师资格考试实践技能指导用书[M]. 北京:人民卫生出版社,2021.

[2]梁蓉,赵峰,黄亚渝,等. 物理诊断学实践手册[M]. 西安:第四军医大学出版社,2018.

[3]万学红,卢雪峰. 诊断学[M]. 9版. 北京:人民卫生出版社,2018.

[4]陈红. 中国医学生临床技能操作指南[M]. 2版. 北京:人民卫生出版社,2014.

[5]陈翔,吴静. 湘雅临床技能培训教程[M]. 2版. 北京:高等教育出版社,2019.

[6]胡雪慧,靳雁,张敏. 临床护理技术操作规范[M]. 西安:第四军医大学出版社,2017.

[7]付菊芳. 常用护理技术操作指南[M]. 西安:第四军医大学出版社,2008.

[8]李小寒,尚少梅. 基础护理学[M]. 北京:人民卫生出版社,2019.